医学統計学シリーズ
丹後俊郎＝編集

3

新版
Cox 比例ハザードモデル

中村 剛
［著］

朝倉書店

新版への序

　Cox 回帰モデルは，多くの原因要因が複雑に絡んでいる場合に，予測に最適な組み合わせを特定できるという魔法の杖のような能力から，様々な分野で用いられているようである．特に最近は，競合リスク要因解析が適する事例が議論されている例を目にするようになった．旧版の目的は生存時間解析の普及と Cox モデルの紹介だったので，難解とされた競合リスク要因の解説には紹介程度の 1 節 3 ページしか割かれていなかった．そこで，競合リスクの詳細な解説，および誤った解析を避けるための留意点と未解決問題へのアプローチ手法を加え，新版を書くことになった．

　競合リスクの例として，癌治療法の有効性に関する臨床試験について考える．癌の治療効果判定は，治療開始から癌死までの期間と治療法との関連の解析によるが，その際，一定期間（最長 5 年程度）生存したらセンサー（充分長く生きたので観察打ち切り）とするが，そのさい問題になるのは他病死である．他病死と癌死と合わせてイベントとするか，他病死はセンサー扱いとするかのどちらかである．

　癌の治療法の評価だから，他病死はセンサーとする場合もあるし，患者の観点に立てば死亡に違いはないのだから，死因に関係なく死亡をイベントとする場合もある．どちらにするかで，結果も結果の解釈も異なる．仮にアメリカで実施され，有効と解釈された臨床試験結果を，日本人に外挿（ブリッジング）して有効性を判断する場合には，考慮すべき問題がある．

　重要なのは癌死と他病死との関連である．両死因の関連は治療開始からの期間に依存するであろう．例えば米国では日本と比べて若いときからメタボリック関連による死亡が多いとすると，米国での治療効果を日本に外挿する際には，メタボリック関連死が解析結果にどのような影響を与えたのかを知る必要

がある．しかし，統計解析ではそれをセンサー（見て見ぬフリ）としたので，両者の関連は不明である．

　そこで，他病死と癌死は競合要因とした統計解析を行うことで両者の関連をみることになる．しかし，洋書和書を問わず，競合リスク要因間の関連解析の有効な方法は紹介されていない．死因別累積死亡率，死因別累積ハザードで終わってしまっているのである．本書では両死因の関連解析に適したCure-Death ハザード plot 法を紹介し，多くの実例でその効果を解説する．最尤法による推定分散の求め方まで丁寧に計算法を記載した．計算は簡明なので，高校数 I 程度の式の計算と論理思考ができる方ならフォローできる．

　その方法は営業戦略への応用にも役立つのである．すなわち，癌に罹患＝機種の売り込みに成功，癌死か他病死＝自社新製品に更新（勝利）か他社製品にリプレース（敗北），治療開始からの期間＝使用期間，と読み替えてCure-Death ハザード plot を用いれば，勝利と敗北の関連がよくみえることからもわかる．また，癌に罹患＝議員に当選，癌死か他病死＝再選か落選，治療開始からの期間＝議員在職期間と読み替えれば，選挙運動にも応用できるのではないか

　最近のビッグデータ，AI，クラウドコンピューティング，データサイエンスといった情報革命に伴い，米国では統計学を理解し利用できる人材の需要が急増し，統計学関連学科の大学定員が増加している．一方，日本でも情報技術者による統計ソフトを用いた解析がインターネットでも紹介されているが，Google Flu 予測の大失敗の轍を踏まないで，実業界で統計学本来の威力を発揮されることに，本書が少しでも貢献できればと願う．

　統計学の理論は，数学に比べれば，美しくもなく深くもないが，実際のデータの特性を反映する仮説の設定と，仮説検証に適し，精度が高く，結果の解釈の容易な頑健で美しいモデルを発見するときに，専門的独創力が発揮される．臨床データ解析や情報革命に携わる方々が独自の美しいモデル構成を試みたくなることを願い，新版を書いた．追加項目は，Cure-Death ハザード plot，メカニスティックモデル，Fine-Gray モデル，クロスする生存率曲線である．

　細胞分裂における遺伝子変異（コピーミス）が発癌の原因となることは広く知られている．発癌は 2 段階の変異が重なった場合に起こる，という仮説を立

証し利用するために2段階増殖モデル（two-stage clonal expansion model）（TSCE）が開発された．重回帰やCox回帰モデルは経験モデルと呼ばれ，変数自体に生物医学的意味がないので，推定値の解釈は統計学の知識なくして困難である．一方，TSCEモデルはメカニスティックモデルと呼ばれ，パラメーターが生物医学的意味を有するので，統計学を知らない医師や生物学者でも，モデルの妥当性の判断と推定値の意味は直ちに理解できる．TSCEモデルは癌研究者のみならず，広い分野で多大な興味をもって受け入れられた．発癌モデルの応用や独自のメカニスティックモデルの構成に興味のある方のために，微分方程式の導出，生存率曲線の構成，MLE推定法，シミュレーション法，実際の応用法について詳細に解説したので，根気さえあれば読破できる．産業界でのメカニスティックモデル応用が達成されることを期待する．

　文献検索システムで調べると，Fine and Gray（1999）はすでに4500回の引用がなされており，医学における競合リスク要因解析における標準手法として定着している．一方で，不適切な使用法と誤った解釈がレビュー論文で繰り返し指摘されているので，その点も掘り下げてみる．最近の言葉を用いて自己完結するように，競合要因がないときの用語の定義から始め，問題点の解明まで簡明かつ詳細に記述した．

　比例ハザードモデルでは，生存率曲線は互いに離れており交わることは想定していないので，実際に交わるデータに遭遇したときにどうすればよいか当惑する．生存率に差がないから交わるのか，差があるけど交わるのか，結論の書き方に迷う悩ましい問題である．「生存率曲線がクロスする」場合の扱い方について，文献で提案している方法をいくつか紹介し，自然で単純な解析法を提案した．KM曲線がクロスする場合には中央値（median survival time）の検定が必要になる場合があることを想定し，文献で提唱している中央値の検定法と信頼区間の求め方を述べた．

　2018年9月

中　村　　剛

序

「コックス回帰ってどんな方法ですか」，と野瀬禮子氏から電話で訊かれたのは 1980 年であった．医学雑誌で使われている方法とのことだったが，初めて聞く名前であった．どうせ重回帰の変法だろうと想像して，その論文を送ってくださいすぐ返事を書きます，といって電話を切った．だが届いた論文と原論文 (Cox, 1972) を読んでみても，まったく理解できず困ってしまった．これが Cox 回帰との出会いであった．御主人の野瀬善明講師 (当時) は，その数年前に，UCLA から BMDP のソフト (磁気テープ) をもって帰られていた．私は BMDP が何なのかわからないままにそのコピーをいただき，同僚の森弘行教務員 (当時) に長崎大学医学部に入ったばかりの IBM に導入してもらった．彼が英文のマニュアルを読みながら苦労してデータを入力したところ瞬時に出力された複雑な計算結果をみて驚嘆した．様々な統計計算が容易に実行できるようになったことが夢のように嬉しかった．が同時に，こんなものを作る人がいることを脅威にも感じた．ところが数年後に，日本でも統計ソフトを作る人が現れた．東京都臨床総合医学研究所の丹後俊郎研究員 (当時) であった．彼は統計ソフトの性能比較のためのシンポジュームを開催し，BMDP，SAS，SPSS，SPMS の長短を比較したのである (最後のものは丹後氏が設計したソフト)．開原成允初代医療情報学会長も出席しておられ，医学統計の重要さを述べておられた．この頃が日本の医学部や病院における生物統計学の黎明期であった．こういったパイオニア以前にも増山元三郎や高橋晄正といった方々が計量診断学を提唱されており，私が学生だった数学科の先生方が「病気の診断をコンピューターができるんだそうだ」と愉快そうに話しておられたのを憶えている．勇気のいる困難な挑戦だったには違いないが，啓蒙活動の域を出なかった．やはり生物統計学が臨床医学にインパクトを与え出したのは，電算機

を導入し，医療データベースを構成し，統計ソフトを導入した大学病院がオリジナルな研究成果を出しはじめてからである．

1980 年中頃になって，Cox モデルが統計ソフトにも現れ，日本でも急速に普及した．Cox モデルが医学研究に著しい貢献をし，過去 50 年の数理科学史上最大の発展の 1 つと評価されていることに基づき，提唱者の D. R. Cox は 1990 年にゼネラルモーターズ癌研究基金から賞金 20 万ドルを授与された．英国王室からは Knight の称号を授けられ，その他数知れぬほどの栄誉を受けた．Kalbfleish and Prentice (1980) による Cox モデルの解説書 "The Statistical Analysis of Failure Time Data" は生物統計学における Classic と称賛されており，Andersen *et al.* (1993) により出版された "Statistical Models Based on Counting Processes" は北欧では "The Book" と呼ばれている．Cox モデルの解説書は欧米には沢山あるのに，日本語による解説書は 1 冊もないのはどうしたものか，という丹後氏の電話をいただいたとき，困ったことですと相づちを打ち，そのまま書く決心をさせられてしまった．

統計ソフトを用いた Cox モデルの利用技術なら容易に習得できる．数式もよくみると単純で，その意味はすぐわかる．しかしそれは氷山の一角，百里の道の最初の一里に過ぎない．数式も統計ソフトも暗黙のうちに多くの条件を仮定している．その暗黙の仮定をすべて明らかにし，実際のデータに適合しているか 1 つ 1 つ確認し，不適合の場合は対策を考えることができて初めて正しく使えるといえる．重要な仮定をあげてみると，必要十分の共変量が用意されており，それらが精確に測定され，死因は精確に診断され，死亡時間も精確に記録され，センサーは死亡時間と独立で，ハザード関数は正しく指定され，標本数が充分で，比例ハザード性を満たしており，…．これらの条件が満たされないときの回帰係数の推定値や検定結果はどう解釈すればよいのか？　この疑問に答えるには，実際のデータでその問題点を探り対策を考案する必要がある．

九州大学医療情報部の野瀬善明教授 (現在) は出会ったときから今にいたるまで，病院データ，臨床試験，疫学データの解析において，鋭い洞察力で統計解析法の問題点を発見し，小生に明解に解説してくださり，解析法の改良を促してこられた．野瀬研究室の門下生として，同僚の赤澤宏平博士 (現新潟大医学部教授)，絹川直子博士，豊柴博義博士 (現米国環境健康科学研究所) と一緒

に，Cox モデルの正しい利用法を求めて悩み苦しみ，文献を読み，いくつかの論文を残してきた．その成果をまとめたのがこの本である．

ログランク検定は Excel を用いて解説した．Cox 回帰法は統計ソフトの出力の解説に重点をおいた．統計ソフトでまだ提供されていない方法についてはプログラムの記述されている論文をあげたが，もし利用困難の節は直接著者に御相談いただきたい．最近の傾向にあわせて，カウンティングプロセスによる残差の定義を付録にのせた．内容を明解にするために，くどいとは感じたが，同じことを異なる章で述べている場合もある．

Cox モデルに出会ってから，20 年の歳月が経ってしまった．ずっと Cox モデルの意味を考えていた気がする．その思いをまとめる機会を与えていただき，拙い初稿に丹念に筆を入れていただいた丹後俊郎編集者，臨床試験で貴重なデータを利用させていただいたガン集学的治療研究財団の井口潔理事長と野本亀久雄副理事長に感謝します．

2001 年 3 月

中 村　　剛

目　　　次

1.　生存時間データ解析とは ……………………… 1

　1.1　生存時間関数 ……………………………………… 1

　1.2　ハ ザ ー ド ………………………………………… 4

　1.3　センサー標本 ……………………………………… 7

　練習問題 …………………………………………………… 9

2.　KM 曲線とログランク検定 ………………… 11

　2.1　まえがき ……………………………………………… 11

　2.2　Kaplan-Meier (KM) 法 ………………………… 11

　2.3　ログランク検定 ……………………………………… 16

　2.4　層別ログランク検定 ………………………………… 21

　2.5　k 標本ログランク検定 ……………………………… 29

　2.6　傾向性の検定 ………………………………………… 31

　練習問題 …………………………………………………… 32

3.　Cox 比例ハザードモデルの目的 …………… 33

　3.1　Cox モデルの使用例 ………………………………… 33

　3.2　比例ハザードモデル ………………………………… 37

　3.3　回帰係数推定のための部分尤度法 ………………… 40

　3.4　生存率曲線 …………………………………………… 43

　3.5　変 数 選 択 …………………………………………… 44

　3.6　時間依存型共変量 …………………………………… 47

x　　　　　　　　　　　　　目　　　次

　3.7　交互作用効果 ……………………………………………… 49
　3.8　必要 sample size の計算法 ……………………………… 52
　練習問題 ………………………………………………………… 56

4. 比例ハザード性の検証と拡張 …………………………… 58

　4.1　まえがき …………………………………………………… 58
　4.2　log-log プロットと層別 ………………………………… 59
　4.3　Time 関数を利用した適合度検定 ……………………… 63
　4.4　非線形性と折れ線ハザード ……………………………… 66
　練習問題 ………………………………………………………… 73

5. モデル不適合の影響と対策 ……………………………… 75

　5.1　まえがき …………………………………………………… 75
　5.2　モデル不適合のタイプと一般的影響 …………………… 75
　5.3　共変量の欠落 ……………………………………………… 78
　5.4　ハザード関数形の誤り …………………………………… 81
　5.5　共変量における測定誤差の影響 ………………………… 83
　練習問題 ………………………………………………………… 91

6. 部分尤度と全尤度 ………………………………………… 93

　6.1　まえがき …………………………………………………… 93
　6.2　全 尤 度 法 ………………………………………………… 94
　6.3　周辺尤度法 ………………………………………………… 97
　6.4　Breslow 法 ………………………………………………… 98
　6.5　タイがあるときの尤度 …………………………………… 100
　6.6　グループ化時間モデルおよび離散時間モデル ………… 103
　6.7　拡張ログランク検定と部分尤度 ………………………… 106
　6.8　対 デ ー タ ………………………………………………… 107
　練習問題 ………………………………………………………… 108

目　　　次　　　　　　xi

7.　競　合　リ　ス　ク ……………………………………………… 109
7.1　死因が複数ある場合 ……………………………………… 109
7.2　競合リスク間の関連 ……………………………………… 112
7.3　致死率と致癒率 …………………………………………… 119
7.4　メカニスティックモデル ………………………………… 122
7.5　Fine-Gray モデル ………………………………………… 140
練習問題 ………………………………………………………… 147

8.　クロスする生存率曲線 ……………………………………… 149
8.1　クロスする KM 曲線の検定 …………………………… 149
8.2　中央値の検定 ……………………………………………… 154

付録：加算過程表現と残差 ……………………………………… 161

練 習 問 題 解 答 ………………………………………………… 165

文　　　献 ………………………………………………………… 174

索　　　引 ………………………………………………………… 180

1

生存時間データ解析とは

1.1 生存時間関数

　人間には寿命があるが，それを正確に予測することは困難である．寿命は電球やテレビ，猫や馬にもあるがやはりその予測は困難である．これはコインを投げたときに表が出るか裏が出るかを予測することが困難なことと同じ理由による．コインを投げて表と裏のどちらが出るかを観察する試行については，「正しいコインならば表の出る確率 P は 0.5」という表現は科学的であり，それをもとに，確率論を展開して，コインを何回も投げた場合に表の出る回数の期待値と信頼区間を提示できる．人の場合には時間が基本的な要因として加わるので，「正しい人が t 年後まで生きている確率は $S(t)$」といった表現を基本にして，確率論を展開したいのだが，正しい人というのは定義困難なので，例えば「貴方が t 年後まで生きている確率は $S(t)$」といった表現を用いることにする．$S(t)$ は生存率関数 (survival rate function) あるいは生存時間関数 (survivorship function) と呼ばれる．貴方の死ぬ時間を T で示すことにすると，T は生存期間を示す確率変数である．$\Pr\{T \geqq t\} = S(t)$ となる．平均生存時間は $E(T) = -\int t dS(t)$ と定義される．$f(t) = -dS(t)/dt$ が存在する場合は $E(T) = \int t f(t) dt$ となる．T が離散時間の場合は $S(t)$ は減少する階段関数であり，$E(T)$ は階段関数と x 軸との面積となる．

最初に貴方の平均生存時間 (平均寿命) の求め方を考えてみる．(1) まず貴方の誕生と同時にクローン人間を 100000 人同時に作り，(2) 全員が死ぬまで追跡調査して 100000 人の生存時間を求め，(3) その平均値を求めればよい．純系マウスの平均寿命を求めるのと同じである．しかしクローン人間を作ることは法律で禁じられているので，貴方と同じ年に同じ県で産まれた同じ性の人は皆貴方のクローン人間ということにしよう．これで数万人のクローン人間が用意できる．それでも貴方と同じ年齢の人が全員死んでしまうまで待たないと，生存時間の平均値は求められない！そこで，貴方と同じ県で産まれた同じ性の人は皆貴方のクローン人間ということにしよう．現在 60 歳の人は 60 歳になったときの貴方ということにする．現在 60 歳以上で県内に住んでいる人の人数はわかるが，既に違う県に引っ越してしまった人の情報は入手困難である．したがって，$\Pr\{T \geqq 60\}$ は正確には求まらない．

ここで，確率論を使おう．1 年間県内の集団を追跡すれば，n 歳まで生きた人が $n+1$ 歳までに死ぬという条件付き確率，

$$\lambda(n, n+1) = \Pr\{n+1 \text{ 歳までに死ぬ} \,|\, n \text{ 歳まで生きた}\}$$
$$= \Pr\{T < n+1 \,|\, T \geqq n\}, \quad n = 0, 1, \cdots \qquad (1.1)$$

を求めることは可能である．すると以下の節で述べる公式から $S(n)$, $n = 0, 1, \cdots$ が求まり，平均生存期間も計算できる．さて実際に観察可能な値 (1.1) はハザード (hazard) と呼ばれる．正確には 1 年を単位期間としたときのハザードという．生存時間解析は，観察可能な値ハザードから，生存時間関数の分布を求めることから始まる．

ハザードの用例をみてみる．図 1.1 は 2 種類の薬 A，B の臨床試験の結果である．研究開始時には 4 例 (1, 2, 6, 7)，途中参加が 7 例，死亡が 6 例 (1, 2, 4, 6, 7, 9)，転出あるいは研究終了のために死亡日を確認できなかった症例が 5 例である．死亡日の確認できた 6 例は死亡例または故障 (failure) 例と呼ばれ，死亡日の確認できなかった 5 例は観察打ち切り例あるいはセンサー (censor) 例と呼ばれる．一般にセンサーには研究終了まで生存，途中で意図的に観察を打ち切る (withdraw)，および意図せず追跡不能となった (lost to follow-up) の 3 種の理由が考えられるが，その区別は必ずしも明白でない場合が多くまた区別する意味も少ないので，標準的な生存時間解析ではそれらの理由を区別し

ない．例えば患者が海外に転出したため観察を打ち切った (lost to follow-up) とか，患者が交通事故のため通院しなくなったので観察を打ち切った (withdraw) としても，ともにセンサー例として同一の取り扱いを受ける．しかしセンサーの状況は記録し，研究に偏りを与えるかどうかを慎重に検討し場合によっては適切な補正を施さねばならないときもある．その検討法ならびに補正法の議論は逐次行う．

まず各個体ごとに観察開始時を 0 として図 1.2 のようにデータをそろえなおす．図 1.1 の横軸はカレンダー時間 (chronological time) であるが，図 1.2 の横軸は観察開始時よりの経過時間 (elapsed time) である．これは例えば臨床試験 (clinical trial) 研究において胃癌の確定診断の下された時点からの生存時

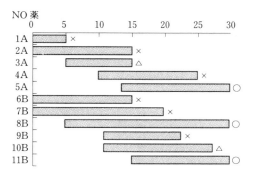

図 1.1 架空の臨床試験データ
× は死亡，△ は追跡不能によるセンサー，○ は観察終了によるセンサー

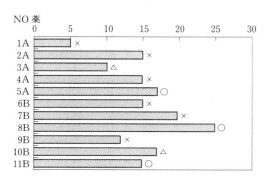

図 1.2 観察開始時間を 0 として並べ替えた図

間を調査することに相当する．一方研究開始時に設定された集団を追跡調査するコホート研究では，すべての個体の観察開始時点が同じなので図 1.1 から図 1.2 への変換は不要である．図 1.2 をみると，センサー例があるので，両群とも単純な方法では平均生存時間が求められない．しかし条件付き確率

$$\Pr\{n+1 \text{ 日までに死ぬ} \,|\, n \text{ 日まで生きた}\}, \quad n=0, 1, \cdots \tag{1.2}$$

の推定値は各群ごとに求められる．例えば Pr{15 日までに死ぬ |14 日まで生きた} の観察値は A 群 2/3，B 群 1/5 である．この確率は日を単位としたハザードである．センサー例があったとしてもハザードならば観察可能なのである．いいかえると，各時点ごとのハザードから生存時間の分布を求めることができるならば，たとえセンサーがあったとしても群ごとの生存時間分布が求まる．したがって，薬剤 A, B の延命効果の比較も可能になる．センサー例はセンサーされた時点までは死ななかったという情報を有しており，ハザードを求める式では分母にのみ寄与し分子には寄与しない．センサー例を無視して死亡例だけで生存時間の分布を求めたり，死亡例のみで生存時間の長短を比較するのは誤りである．

1.2　ハ　ザ　ー　ド

　ハザードは生存時間解析における最も重要な量なので，初歩的な確率論の用語を用いて詳しく解説する．同じサイコロを同じように投げても，制御不可能な微妙な状況の違いがあるため，出る目は一般に異なる．出る目を決定論的 (deterministic) な法則に従って記述しようとしても無理である．そこで出る目を偶然 (stochastic) の法則に支配されて定まる確率変数 (random variable) とみなしてその確率分布を扱う方法が確立された．同様に，クローン人間が何人かいて同じように暮らしていたとしても，それぞれの生存時間は一般に異なる．そこで生存時間を確率変数と考えてその確率分布を扱うことにする．生存期間 (死亡あるいは故障までの時間，生存した時間) を示す確率変数を T で表すことにする．T は 0 以上の値をとる確率変数である．まず生存時間確率変数 T に特有の用語を述べる．

　$S(t) = \Pr\{T \geqq t\}$ は生存率関数あるいは生存時間関数 (survival function) と

呼ばれ，t の直前まで生存する，あるいは t 以後に死亡する確率を示す．$F(t)$ を T の分布関数 (distribution function) とすると，$F(t)=1-S(t)$ である．T のハザード関数の定義を時間 t が連続の場合と離散の場合とで分けて行う．

● 連続時間 (continuous time) の場合

t の直前まで生存した人が次の $\varDelta t$ の期間に死亡する確率

$$\Pr\{t \leqq T < t + \varDelta t \,|\, T \geqq t\}$$

（正確には条件付き確率と呼ぶべきで，無条件確率 $\Pr\{t \leqq T < t + \varDelta t\}$ とは異なる）は一般に観察できる量と考えられる．しかしこの量は $\varDelta t$ の長さに依存するので，$\varDelta t$ で割った値

$$\frac{\Pr\{t \leqq T < t + \varDelta t \,|\, T \geqq t\}}{\varDelta t}$$

を考える．これはその確率を単位時間当たりの量に変換した，単位時間当たり平均死亡率である．$\varDelta t \to 0$ のとき $\Pr\{t \leqq T < t + \varDelta t \,|\, T \geqq t\} \to 0$ なので，微分

$$\lambda(t) = \lim_{\varDelta t \to 0} \frac{\Pr\{t \leqq T < t + \varDelta t \,|\, T \geqq t\}}{\varDelta t} \tag{1.3}$$

を考える．これが有限確定するとき $\lambda(t)$ を時間 t のハザードと定義する．いいかえると，時間 t におけるハザードとは「t まで生存した者のうち，$t + \varDelta t$ までに死ぬ者の割合を，単位時間当たりの量に換算し，$\varDelta t \to 0$ としたときの極限値」である．ハザードは瞬間死亡率とも呼ばれる．

最後の式を書き直すと，

$$\begin{aligned}\lambda(t) &= \lim_{\varDelta t \to 0} \frac{S(t) - S(t + \varDelta t)}{S(t)\varDelta t} \\ &= \frac{1}{S(t)} \lim_{\varDelta t \to 0} \frac{F(t + \varDelta t) - F(t)}{\varDelta t} \\ &= \frac{f(t)}{S(t)} \end{aligned} \tag{1.4}$$

となる．ただし $f(t)=dF(t)/dt$ は確率変数 T の確率密度関数を示す．ハザード $\lambda(t)$ は確率ではないので，1 より大にもなり得る．$\varDelta t$ が小さいときは，$\lambda(t)\varDelta t$ は t まで生きた人が次の $\varDelta t$ の期間に死ぬ確率の近似値を示す．

例：T が指数分布 $S(t)=e^{-\lambda t}, f(t)=\lambda e^{-\lambda t}$ に従うとすると，$\lambda(t) \equiv \lambda$ である．一方 Weibull 分布 $S(t)=\exp\{-(\lambda t)^p\}, f(t)=\lambda p(\lambda t)^{p-1}\exp\{-(\lambda t)^p\}$ に従

うとすると，$\lambda(t)=\lambda p(\lambda t)^{p-1}$ である．

(1.4) から $S(t)$ と $\lambda(t)$ の関係を求めてみる．$S(0)=1$ であるから

$$\frac{d\log S(t)}{dt}=\frac{1}{S(t)}\frac{dS(t)}{dt}=\frac{-f(t)}{S(t)}=-\lambda(t)$$

より，

$$\log S(t)=-\int_0^t \lambda(u)du$$

したがって，

$$S(t)=\exp\left\{-\int_0^t \lambda(u)du\right\}=\exp\{-\Lambda(t)\} \tag{1.5}$$

を得る．ここで，$\Lambda(t)=\displaystyle\int_0^t \lambda(u)du$ は累積ハザード (cumulative hazard) と呼ばれる．

● 離散時間 (discrete time) の場合

T が，あらかじめ限られた値 $t_1, t_2, \cdots, t_i, \cdots$ しかとらないときには，離散変数と呼ばれる．T が離散変数のときは，$S(t)$ は $t_1, t_2, \cdots, t_i, \cdots$ でのみ値が変わる単調減少階段関数である．時間 t_i での離散ハザードは

$$\lambda(t_i)=\Pr\{T=t_i|T\geqq t_i\},\ i=1, 2, \cdots$$

と定義される．記号の便宜上 $\lambda(t_0)=0$ とする．離散ハザードは t_{i-1} に生きているという条件のもとで，t_i に死ぬ確率である．$\lambda(t_i)$ から $S(t)$ を求める公式は，$S(t_0)=1$ として

$$\lambda(t_{i+1})=\frac{S(t_i)-S(t_{i+1})}{S(t_i)}$$

$$=1-\frac{S(t_{i+1})}{S(t_i)} \tag{1.6}$$

であるから，以下のようになる．

$$S(t_i)=\frac{S(t_1)}{S(t_0)}\frac{S(t_2)}{S(t_1)}\cdots\frac{S(t_i)}{S(t_{i-1})}$$

$$=\{1-\lambda(t_1)\}\{1-\lambda(t_2)\}\cdots\{1-\lambda(t_i)\} \tag{1.7}$$

$\lambda(t_i)$ が小さいときには，$1-\lambda(t_i)\fallingdotseq\exp\{-\lambda(t_i)\}$ が成立するので，$S(t_i)\fallingdotseq$ $\exp\{-\Lambda(t_i)\}$ となり，連続時間での定義に類似する．ただし，

$$\Lambda(t_i)=\lambda(t_1)+\cdots+\lambda(t_i)$$

は離散時間モデルでの時間 t_i までの累積ハザードを示す.

1.3 センサー標本

　生存時間解析の目的と,生存時間解析を行う際の標準的なデータファイル構成法を述べる.生存時間解析は生物,医学,物理,工学あるいは社会学,心理学等の幅広い応用分野をもつ.したがってその目的も多岐にわたる.統計解析では目的変数 (dependent variable) と独立変数 (independent variable) を区別するが,生存時間解析での目的変数は時にエンドポイント (endpoint),独立変数は共変量 (covariate) と呼ばれることが多い.目的変数を示す用語にはエンドポイント以外にも結果 (outcome),主変数 (primary variable) 等様々あるし,独立変数にも危険因子 (risk factor),予後因子 (prognostic factor) 等様々ある.臨床試験における生存時間解析でのエンドポイントは死亡あるいは再発 (recurrent) といった興味ある症状の発生を意味し,また電器製品の故障時間解析でのエンドポイントは特定のタイプの故障発生であったりする.生存時間解析の目的は,生存時間分布の推定,生存時間分布の比較,共変量の値と生存時間との関係の解明が主である.生存時間分布に共変量の影響のある場合(共変量の値によって生存時間関数が異なる場合)にはそれらの影響を調整した上での生存時間分布の推定や比較が行われる.

　生存時間解析に用いられるデータは,個体ごとにイベント (event) 発生までの観察期間,イベントのタイプ(エンドポイントとセンサーのどちらなのか),共変量の値(ない場合もある),の 3 項目 (item) からなる.表 1.1 に架空の臨床試験結果のデータレイアウトを示す.個体番号 $(1, \cdots, 40)$,治療法を区別する共変量 Y (1 は対照治療群,0 は新治療群),観察期間 t (week),イベントのタイプを示す変数 δ (0 はセンサー,1 は死亡) の 4 変数からなる.なお実際は観察開始時と観察終了時を入力しておき,統計ソフト上で観察期間＝観察終了時－観察開始時を計算して用いる方法を勧める.観察期間は 120 週と設定したので,120 週以上の生存例はセンサー例とした.また観察途中でのセンサー例が 5 例 (6, 7, 8, 30, 35) ある.これ以外に層別因子,予後因子,副作用情報,その他の試験(実験)条件で生存時間に影響を与え得る因子を含むこともある.

表 1.1 臨床試験データ

番号	治療	死亡	週	番号	治療	死亡	週
1	1	1	81	21	0	0	120
2	1	1	96	22	0	1	113
3	1	1	88	23	0	0	120
4	1	1	77	24	0	0	120
5	1	1	32	25	0	1	69
6	1	0	112	26	0	1	74
7	1	0	100	27	0	1	30
8	1	0	4	28	0	0	120
9	1	1	79	29	0	1	114
10	1	1	76	30	0	0	45
11	1	1	103	31	0	1	104
12	1	1	105	32	0	1	79
13	1	1	62	33	0	1	57
14	1	1	83	34	0	1	91
15	1	1	78	35	0	0	26
16	1	1	14	36	0	0	120
17	1	1	104	37	0	1	115
18	1	1	62	38	0	1	68
19	1	1	35	39	0	1	40
20	1	1	62	40	0	1	103

その例は次章で述べる.

　さて，ここでセンサーに関するさらに詳細な用語を解説する．センサーの発生理由には3種類あることを述べたが，センサーの分類法は他にもある．上の研究では観察期間が120週と決められていたので，研究開始後20週目に参加した番号7の個体のセンサー時期は100週とあらかじめ決まっていた．このようにあらかじめセンサー時期が決まっているとき，タイプ1センサー (type-1 censoring) と呼ぶ．もし最初の何例かの死亡が確認された時点で観察終了することがあらかじめ決まっていたとすると，残りの個体は全員センサーとなるが，これはタイプ2センサー (type-2 censoring) と呼ばれる．一方観察中に無作為にセンサーが発生する場合は無作為センサー (random censoring) と呼ばれる．この3タイプのセンサーを解析の際に区別することは通常ない．一方，数学的な議論や証明では，センサー時期を確率変数とみなして，それが生存時間分布と独立なときに独立センサー (independent censoring)，あるいはセンサー例が推定に偏りを与えないという意味で無情報センサー (non-informa-

1.3 センサー標本　　　　　　　　　　　　　9

tive censoring) と定義したりするが，実際にはデータのみからその確認を行うのは困難である．ちなみに上で述べた 3 タイプのセンサーは独立で無情報なセンサーである．実践的な指針としては，センサーが無作為か，あるいはエンドポイントが近いとセンサーになる傾向があるかどうか，を専門知識をもとに判断し，結果として生存時間の推定に偏りが起きる可能性のあるときは，その対策を生物統計学の専門家に相談することを勧める．

練習問題

[**問題 1.1**] 弾倉が 10 ある拳銃を用いた正しいロシアンルーレットにおいて，ちょうど 4 発目に弾丸が発射する確率を求めよ．

[**問題 1.2**] 弾倉が 10000 ある拳銃を用いた正しいロシアンルーレットにおいて，ちょうど 3333 発目に弾丸が発射する確率を求めよ．

[**問題 1.3**] 式 (1.1) のハザード $\lambda(n, n+1)$ を用いて，

$$\Pr\{n+k \text{ 歳に死ぬ} \,|\, n \text{ 歳まで生きた}\}, \quad k>0$$

を求めよ．

[**問題 1.4**] センサー例を無視して死亡例のみで生存時間の長短を比較することに類似した誤りは実際には多い．例えば，学校の卒業生の成績のみで，学業教育効果を比較することがある．この比較が正当化される条件として何が考えられるか．

[**問題 1.5**] 指数分布は生存時間解析において頻繁に用いられるので，以下で関連した問題をいくつか扱う．T が平均値 $1/\lambda$ の指数分布に従うとする．すなわち，

$$f(t) = \lambda \exp(-\lambda t), \quad t>0, \lambda>0$$

T の生存時間関数，ハザード関数，分散を求めよ．

[**問題 1.6**] T の分布の中央値が 2 となるのは λ がいくつの時か．

[**問題 1.7**] 新しい確率変数 U を $U = \exp(-\lambda T)$ と定義する．U の確率分布を求めよ．

[**問題 1.8**] 一様乱数を用いて，平均値 λ の指数分布に従う確率変数を生成する方法を示せ．

[**問題 1.9**] $T_1, \cdots, T_n$ を平均 $1/\lambda$ の指数分布に従う n 個の独立な標本とする．

λ の最尤推定値 $\hat{\lambda}$, Fisher 情報量 I を求めよ．また $v=1/\lambda$ の最尤推定値を求めよ．

[**問題 1.10**] 上の結果をもとに，帰無仮説 $H_0: \lambda = \lambda_0$ の最尤推定値に基づく検定統計量を構成せよ（スコアー検定と Wald 検定）．

[**問題 1.11**] $S = T_1 + \cdots + T_n$ に中心極限定理を用いて，漸近分布を求めよ．またその結果を用いて帰無仮説 $H_0: \lambda = \lambda_0$ の検定統計量を構成せよ．

[**問題 1.12**] $S = T_1 + \cdots + T_n$ の正確な分布を求めよ．

[**問題 1.13**] $T_1, \cdots, T_n$ は独立で同一の生存時間関数 $S(t) = 1 - \lambda t + o(t)$ に従う確率変数とする．ただし λ は正数，$o(t)$ は $t \to 0$ の時 $o(t)/t \to 0$ となる数（高位の無限小）を示す．確率変数 $Y = n\mathrm{Min}(T_1, \cdots, T_n)$ は $t \to \infty$ の時平均 λ の指数分布に収束することを示せ．1 つの部品の故障が全体システムの不全を導く場合に相当する．

2

KM 曲線とログランク検定

2.1 ま え が き

本章では，独立で同一の生存時間分布に従うセンサー標本から生存率曲線を求めるための Kaplan-Meier (KM) 法，2 つのセンサー標本の生存時間分布に有意な差があるかどうかを検定するログランク検定法とその変法，3 つ以上の標本の生存時間分布の差を検定する多標本ログランク検定法（分散分析と線形傾向性），そして層別因子を用いる層別ログランク検定法を扱う．これらの解析法は Excel でも容易に計算できる比較的単純なものである．また生存時間解析において最もよく用いられているばかりでなく，Cox モデルの特別な場合として導かれるので，Cox 法の理解を深める上でも有益である．本節は Excel を用いてそれぞれの計算の詳細を解説する．同じ計算を統計ソフト BMDP でも実施して結果を比較してみたが，精度に違いはみられなかった．

2.2 Kaplan–Meier (KM) 法

センサー例を含む標本は通常センサー標本 (censored sample) と呼ばれるが，この本では今後特に断らないかぎり単に標本と呼ぶことにする．また生存時間分布関数のグラフのことを生存率曲線 (survival curve) と呼ぶ．本節では，同一の生存時間分布 $S(t)$ に従う独立な観測値からなる標本から，その生存時間分布 $S(t)$ を推定する Kaplan-Meier 法（今後 KM 法と書く）について

述べる．KM 法により得られる生存率曲線は観察開始時に 1 で，その後観察死亡時ごとに減少する階段関数となる．表 1.1 の治療群（治療＝0）のデータを用いて 2 群の KM 生存率曲線を求めてみる．まず治療群だけを抜き出し，観察期間順に並べ替えて表 2.1 の左側 2 列を得る．観察週 $t \leqq 30$ では死亡例がないので生存率 $\hat{S}(t)=1$ であるが，$t=26$ でセンサーが 1 例あるので，観察対象 (at risk) 数は 19 となる．$t=30$ で 1 例死亡しているので $t>30$ での生存率は

$$\hat{S}(t)=\frac{18}{19}=1-\frac{1}{19}=0.9474$$

となる．推定標準誤差 (SE：standard error) は後述する Greenwoods の公式（式 (2.2)）より

$$\mathrm{SE}=\hat{S}(30)\left(\frac{1}{19 \cdot 18}\right)^{\frac{1}{2}}=1 \cdot 0.0513=0.0513$$

となる．$t=40$ まではイベントがないので $30<t \leqq 40$ では $\hat{S}(t)=0.9474$ である．$t=40$ で死亡が 1 例発生しているので，$t>40$ での生存率は

$$\hat{S}(t)=0.9474 \cdot\left(1-\frac{1}{18}\right)=0.8947$$

$$\mathrm{SE}=\hat{S}(40)\left(\frac{1}{19 \cdot 18}+\frac{1}{18 \cdot 17}\right)^{\frac{1}{2}}=0.0704$$

となる．以下同様にして表 2.1 の生存率を得る．対照群も同様にして生存率を求め表 2.2 に示す．これらを図示して図 2.1 の生存率曲線を得る．

一般に，死亡発生時を $0<t_1<t_2<\cdots<t_j<\cdots$ とすると，$t_j<t \leqq t_{j+1}$ なる t では

$$\hat{S}(t)=\hat{S}(t_j)\left(1-\frac{d_j}{n_j}\right) \tag{2.1}$$

$$\mathrm{SE}(t)=\hat{S}(t_j)\left\{\sum_i \frac{d_i}{n_i(n_i-d_i)}\right\}^{\frac{1}{2}} \tag{2.2}$$

となる．ただし $\sum$ は t_j 以前に発生した死亡 $t_i \leqq t_j$ についての和，d_j, n_j は t_j での，d_i, n_i は t_i での死亡発生数と観察対象数を示す．なお，センサー例がないときは

$$\mathrm{SE}(t)=\left\{\frac{\hat{S}(t)\{1-\hat{S}(t)\}}{n}\right\}^{\frac{1}{2}}$$

となり，2 項分布での標準誤差推定値と一致する．時間 t における推定値 $\hat{S}(t)$ は漸近的に平均 $S(t)$，標準偏差 $\mathrm{SE}(t)$ の正規分布に従うので，95% 信頼

2.2 Kaplan-Meier (KM) 法

表 2.1 表 1.1 治療群の生存率

観察週	at risk	死亡数	センサー	ハザード	生存率	$d/n(n-d)$	sum	SE	$S-$ 1.96SE	$S+$ 1.96SE
26	20		1	0.0000	1.0000	0.0000	0.0000			
30	19	1		0.0526	0.9474	0.0029	0.0029	0.0512	0.8470	1.0478
40	18	1		0.0556	0.8947	0.0033	0.0062	0.0704	0.7567	1.0327
45	17		1	0.0000	0.8947	0.0000	0.0062	0.0704	0.7567	1.0327
57	16	1		0.0625	0.8388	0.0042	0.0104	0.0854	0.6715	1.0061
68	15	1		0.0667	0.7829	0.0048	0.0151	0.0963	0.5942	0.9716
69	14	1		0.0714	0.7270	0.0055	0.0206	0.1044	0.5224	0.9316
74	13	1		0.0769	0.6711	0.0064	0.0270	0.1103	0.4548	0.8873
79	12	1		0.0833	0.6151	0.0076	0.0346	0.1144	0.3909	0.8394
91	11	1		0.0909	0.5592	0.0091	0.0437	0.1169	0.3301	0.7883
103	10	1		0.1000	0.5033	0.0111	0.0548	0.1178	0.2724	0.7342
104	9	1		0.1111	0.4474	0.0139	0.0687	0.1173	0.2176	0.6772
113	8	1		0.1250	0.3914	0.0179	0.0865	0.1152	0.1657	0.6172
114	7	1		0.1429	0.3355	0.0238	0.1104	0.1115	0.1171	0.5540
115	6	1		0.1667	0.2796	0.0333	0.1437	0.1060	0.0719	0.4873
120	5	0	5	0.0000	0.2796	0.0000	0.1437	0.1060	0.0719	0.4873

表 2.2 表 1.2 対照群の生存率

観察週	at risk	死亡数	センサー	ハザード	生存率	$d/n(n-d)$	sum	SE	$S-$ 1.96SE	$S+$ 1.96SE
4	20		1	0.0000	1.0000	0.0000	0.0000			
14	19	1		0.0526	0.9474	0.0029	0.0029	0.0512	0.8470	1.0478
32	18	1		0.0556	0.8947	0.0033	0.0062	0.0704	0.7567	1.0327
35	17	1		0.0588	0.8421	0.0037	0.0099	0.0837	0.6781	1.0061
62	16	3		0.1875	0.6842	0.0144	0.0243	0.1066	0.4752	0.8932
76	13	1		0.0769	0.6316	0.0064	0.0307	0.1107	0.4147	0.8485
77	12	1		0.0833	0.5789	0.0076	0.0383	0.1133	0.3569	0.8010
78	11	1		0.0909	0.5263	0.0091	0.0474	0.1145	0.3018	0.7508
79	10	1		0.1000	0.4737	0.0111	0.0585	0.1145	0.2492	0.6982
81	9	1		0.1111	0.4211	0.0139	0.0724	0.1133	0.1990	0.6431
83	8	1		0.1250	0.3684	0.0179	0.0902	0.1107	0.1515	0.5853
88	7	1		0.1429	0.3158	0.0238	0.1140	0.1066	0.1068	0.5248
96	6	1		0.1667	0.2632	0.0333	0.1474	0.1010	0.0652	0.4612
100	5		1	0.0000	0.2632	0.0000	0.1474	0.1010	0.0652	0.4612
103	4	1		0.2500	0.1974	0.0833	0.2307	0.0948	0.0116	0.3832
104	3	1		0.3333	0.1316	0.1667	0.3974	0.0829	-0.0310	0.2941
105	2	1		0.5000	0.0658	0.5000	0.8974	0.0623	-0.0564	0.1879
112	1		1	0.0000	0.0658	0.0000	0.8974	0.0623	-0.0564	0.1879

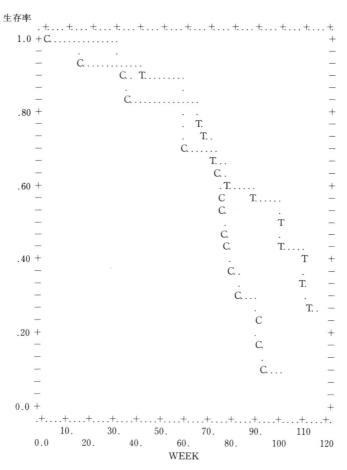

図 2.1 表1データの生存率曲線
T＝治療群，C＝対照群

区間は $\hat{S}(t) \pm 1.96\mathrm{SE}(t)$ で与えられる．この値が表の最後の2行に書かれているが，1をこえたり負になったりする不都合がある．そこで値の制限をなくし，正規分布への近似の精度を高めるための変換 $\ln\{-\ln \hat{S}(t)\}$ を行い，これの標準誤差を求めることにより，小標本でも精度のよい信頼区間

$$(\hat{S}(t)^q, \hat{S}(t)^p)$$

を得る．ただし，

2.2 Kaplan-Meier (KM) 法

表 2.3 表 2.1 の信頼区間の修正結果

週	at risk	生存率 S	SE	$SE/S \ln S$	q	p	$S^{**}q$	$S^{**}p$
26	20	1.0000						
30	19	0.9474	0.05123	-1.0001	7.10102	0.14082	0.6812	0.9924
40	18	0.8947	0.07041	-0.7075	4.0014	0.24991	0.6408	0.9726
45	17	0.8947	0.07041	-0.7075	4.0014	0.24991	0.6408	0.9726
57	16	0.8388	0.08537	-0.5791	3.11102	0.32144	0.5788	0.9451
68	15	0.7829	0.09627	-0.5024	2.67701	0.37355	0.5193	0.9126
69	14	0.7270	0.10438	-0.4503	2.41706	0.41373	0.4627	0.8764
74	13	0.6711	0.11032	-0.4121	2.24282	0.44587	0.4087	0.8371
79	12	0.6151	0.11442	-0.3828	2.11764	0.47222	0.3574	0.795
91	11	0.5592	0.11689	-0.3596	2.02358	0.49417	0.3085	0.7503
103	10	0.5033	0.11782	-0.3410	1.95089	0.51259	0.262	0.7033
104	9	0.4474	0.11725	-0.3258	1.89389	0.52801	0.218	0.654
113	8	0.3914	0.11516	-0.3137	1.84927	0.54075	0.1765	0.6022
114	7	0.3355	0.11146	-0.3042	1.81526	0.55088	0.1377	0.5479
115	6	0.2796	0.10599	-0.2975	1.79142	0.55822	0.102	0.491
120	5	0.2796	0.10599	-0.2975	1.79142	0.55822	0.102	0.491

表 2.4 表 2.2 の信頼区間の修正結果

週	at risk	生存率 S	SE	$SE/S \ln S$	q	p	$S^{**}q$	$S^{**}p$
4	20	1.0000						
14	19	0.9474	0.05123	-1.0001	7.10102	0.14082	0.6812	0.9924
32	18	0.8947	0.07041	-0.7075	4.00140	0.24991	0.6408	0.9726
35	17	0.8421	0.08365	-0.5781	3.10496	0.32207	0.5865	0.9462
62	16	0.6842	0.10664	-0.4107	2.23664	0.44710	0.4279	0.8439
76	13	0.6316	0.11066	-0.3813	2.11139	0.47362	0.3790	0.8044
77	12	0.5789	0.11327	-0.3580	2.01702	0.49578	0.3321	0.7626
78	11	0.5263	0.11455	-0.3391	1.94372	0.51448	0.2872	0.7188
79	10	0.4737	0.11455	-0.3236	1.88575	0.53029	0.2444	0.6728
81	9	0.4211	0.11327	-0.3110	1.83962	0.54359	0.2037	0.6249
83	8	0.3684	0.11066	-0.3008	1.80327	0.55455	0.1652	0.5748
88	7	0.3158	0.10664	-0.2930	1.77572	0.56315	0.1291	0.5225
96	6	0.2632	0.10102	-0.2876	1.75700	0.56915	0.0958	0.4678
100	5	0.2632	0.10102	-0.2876	1.75700	0.56915	0.0958	0.4678
103	4	0.1974	0.09480	-0.2960	1.78632	0.55981	0.0551	0.4032
104	3	0.1316	0.08294	-0.3108	1.83894	0.54379	0.0240	0.3319
105	2	0.0658	0.06232	-0.3481	1.97839	0.50546	0.0046	0.2527
112	1	0.0658	0.06232	-0.3481	1.97839	0.50546	0.0046	0.2527

$$q = \exp\left\{-\frac{1.96\mathrm{SE}(t)}{\hat{S}(t)\ln\hat{S}(t)}\right\},$$

$$p = \exp\left\{\frac{1.96\mathrm{SE}(t)}{\hat{S}(t)\ln\hat{S}(t)}\right\}$$

この値が表 2.3, 2.4 の最後の 2 行である.

KM 法は乗法極限 (product-limit) 法とも呼ばれ, 生存時間データ解析において古くから最もよく用いられている方法であるにもかかわらず, それが最尤推定値であるという原理および詳細な性質は難解であった (Kalbfleisch and Prentice, 1980 Chap. 1.3). しかし 1990 年以後カウンティングプロセス (counting process) 理論を用いて他の推定法との関連, および大標本での性質が数学的に扱われるようになった (Andersen *et al.*, 1993 Chap. 4.3). その理論の詳細は原著に譲るが, 基本的にはカウンティングプロセス理論による累積ハザードの推定値

$$\Lambda(t) = \lambda(t_1) + \cdots + \lambda(t_j), \quad t_j < t \leq t_{j+1}$$

を乗法積分 (product-integral) で生存時間分布に変換すると, KM 法による生存率曲線が導かれるという性質を利用している.

2.3 ログランク検定

図 2.1 から 2 群の生存時間分布にはかなりの差のあることがみてとれる. その差が有意かどうかを検定する方法を述べる. 正確には,「ある生存時間分布 $S_\mathrm{C}(t)$ に従う独立な観測値からなる標本と, 別の生存時間分布 $S_\mathrm{T}(t)$ に従う独立な観測値からなる標本が得られたときに, 帰無仮説 $H_0: S_\mathrm{C}(t) = S_\mathrm{T}(t)$ を検定するための方法」となる. センサー症例があることから, t 検定や分散分析を用いることはできないし, センサーの分布は一般に不明なので累積分布法による分布の同定と比較も困難である. このため, 順位のみを用いる Mantel-Haenzel 検定法の考えにそったログランク検定法が考案された. ログランク検定統計量は死亡までの時間そのものは用いず, 死亡時間の順位を比較するだけなので, 四則演算のみで平方根も使わない容易な計算で求められるのが大きな特長である.

まず表 2.1 のデータを表 2.5 の左 7 列のように，イベントの観察された週で
の各群の死亡数とセンサー数が 1 行になるようにまとめる．死亡の観察された
週 j ごとに 2×2 表

	死亡数	生存数	計
治療群	D_j	・	N_j
対照群	・	・	・
計	D_+	・	N_+

を作る．ただし D_j は治療群の死亡数，D_+ は合計の死亡数，N_j は治療群の at
risk の個体数，N_+ は個体数の合計を示し，・は計算に用いない対応する量で
ある．Fisher の正確検定の要領（周辺の 4 つの数が与えられたとしたときの超
幾何分布）で帰無仮説のもとでの治療群の死亡数の期待値と分散を求める．

$$E_j = \frac{D_+ N_j}{N_+}$$

$$V_j = \frac{E_j(1 - N_j/N_+)(N_+ - D_+)}{N_+ - 1}$$

次に，死亡の観察されたすべての週についてそれらの和を求める．

$$D = D_1 + \cdots + D_j + \cdots$$

$$E = E_1 + \cdots + E_j + \cdots$$

$$V = V_1 + \cdots + V_j + \cdots$$

すると，前頁の「　」内の帰無仮説が成り立つときには

$$Z = \frac{D - E}{\sqrt{V}} \tag{2.3}$$

は漸近的に標準正規分布に従う．あるいは $Z^2 = (D-E)^2/V$ は自由度 1 の χ^2
分布に従う．

一方，対立仮説として $S_{\mathrm{C}}(t) < S_{\mathrm{T}}(t)$, $t > 0$, が成り立っているときの Z の分
布を考えてみる．特別な場合として，ある正の定数 $\theta < 1$ について

$$S_{\mathrm{C}}(t)^\theta = S_{\mathrm{T}}(t), \ t > 0$$

が成り立っていると仮定する．$S_{\mathrm{C}}(t), S_{\mathrm{T}}(t)$ のハザード関数をそれぞれ $\lambda_{\mathrm{C}}(t)$,
$\lambda_{\mathrm{T}}(t)$ とすると，式 (1.5) より以下が導かれる：

$$S_{\mathrm{T}}(t) = S_{\mathrm{C}}(t)^\theta \Leftrightarrow \Lambda_{\mathrm{T}}(t) = \theta \Lambda_{\mathrm{C}}(t) \Leftrightarrow \lambda_{\mathrm{T}}(t) = \theta \lambda_{\mathrm{C}}(t)$$

18　　　　　　　　　　　2　KM曲線とログランク検定

表 2.5　表 2.1 データのログランク検定

観察週	対照群			治療群			期待値	分散
	at risk	死亡数	センサー	at risk	死亡数	センサー		
4	20		1	20			0.000	0.000
14	19	1		20			0.513	0.250
26	18			20		1	0.000	0.000
30	18			19	1		0.514	0.250
32	18	1		18			0.500	0.250
35	17	1		18			0.514	0.250
40	16			18	1		0.529	0.249
45	16			17		1	0.000	0.000
57	16			16	1		0.500	0.250
62	16	3		15			1.452	0.699
68	13			15	1		0.536	0.249
69	13			14	1		0.519	0.250
74	13			13	1		0.500	0.250
76	13	1		12			0.480	0.250
77	12	1		12			0.500	0.250
78	11	1		12			0.522	0.250
79	10	1		12	1		1.091	0.472
81	9	1		11			0.550	0.248
83	8	1		11			0.579	0.244
88	7	1		11			0.611	0.238
91	6			11	1		0.647	0.228
96	6	1		10			0.625	0.234
100	5		1	10			0.000	0.000
103	4	1		10	1		1.429	0.377
104	3	1		9	1		1.500	0.341
105	2	1		8			0.800	0.160
112	1		1	8			0.000	0.000
113	0			8	1		1.000	0.000
114	0			7	1		1.000	0.000
115	0			6	1		1.000	0.000
120	0			5		5	0.000	0.000
sum					13		18.409	6.237

式 (2.3) の $Z = -2.166$, $Z^2 = 4.691$

いいかえると，任意の時点において治療群の個体の死亡確率は対照群の個体の θ 倍という条件である．この条件は比例ハザード性 (proportional hazards) と呼ばれる．この対立仮説のもとでの週 j における 2×2 表の期待値 (前と同じく治療群の死亡数の期待値) を $E_j(\theta)$ と書くと，$E_j(\theta) < E_j$ となる (練習問題参照)．したがって，

2.3 ログランク検定

表 2.6 Peto-Prentice 法による検定結果

観察週	対照群 at risk	死亡数	センサー	治療群 at risk	死亡数	センサー	期待値 E	生存率 W	$W(D-E)$	分散 V	W^2V
4	20		1	20			0.000	1.00	0.00	0.000	0
14	19	1		20			0.513	0.98	-0.50	0.250	0.23750
26	18			20		1	0.000	0.98	0.00	0.000	0
30	18			19	1		0.514	0.95	0.46	0.250	0.22515
32	18	1		18			0.500	0.92	-0.46	0.250	0.21330
35	17	1		18			0.514	0.90	-0.46	0.250	0.20145
40	16			18	1		0.529	0.87	0.41	0.249	0.18960
45	16			17		1	0.000	0.87	0.00	0.000	0
57	16			16	1		0.500	0.85	0.42	0.250	0.17890
62	16	3		15			1.452	0.77	-1.11	0.699	0.41097
68	13			15	1		0.536	0.74	0.34	0.249	0.13627
69	13			14	1		0.519	0.71	0.34	0.250	0.12719
74	13			13	1		0.500	0.69	0.34	0.250	0.11810
76	13	1		12			0.480	0.66	-0.32	0.250	0.10902
77	12	1		12			0.500	0.63	-0.32	0.250	0.10063
78	11	1		12			0.522	0.61	-0.32	0.250	0.09225
79	10	1		12	1		1.091	0.56	-0.05	0.472	0.14554
81	9	1		11			0.550	0.53	-0.29	0.248	0.06918
83	8	1		11			0.579	0.50	-0.29	0.244	0.06150
88	7	1		11			0.611	0.48	-0.29	0.238	0.05381
91	6			11	1		0.647	0.45	0.16	0.228	0.04612
96	6	1		10			0.625	0.42	-0.26	0.234	0.04193
100	5		1	10			0.000	0.42	0.00	0.000	0
103	4	1		10	1		1.429	0.37	-0.16	0.377	0.05063
104	3	1		9	1		1.500	0.31	-0.16	0.341	0.03280
105	2	1		8			0.800	0.28	-0.23	0.160	0.01272
112	1		1	8			0.000	0.28	0.00	0.000	0
113	0			8	1		1.000	0.25	0.00	0.000	0
114	0			7	1		1.000	0.22	0.00	0.000	0
115	0			6	1		1.000	0.19	0.00	0.000	0
120	0			5		5	0.000	0.19	0.00	0.000	0
sum		13							-2.728		2.85500

式 (2.3) の $Z^2 = 2.608$

$$D_j - E_j = \{D_j - E_j(\theta)\} + \{E_j(\theta) - E_j\} < D_j - E_j(\theta)$$

となる. 右辺の和 $\sum\{D_j - E_j(\theta)\}$ は漸近的に平均値 0 の正規分布に従う (Andersen *et al.*, 1982) ので, ログランク検定統計量の分子は対立仮説が真のときには負になる傾向がある. その傾向は $\sum\{E_j(\theta) - E_j\}$ の絶対値が大きいほど大

きい．一方分母となる分散の値の違いは通常小さいので，結果として対立仮説が真のときには Z の値は標準正規分布よりも小さくなる傾向がある（Akazawa *et al.*, 1997）．そこで，$Z < -1.96$ のとき，帰無仮説を棄却する検定が有意水準 5% のログランク検定である．ほとんどの統計ソフトでは Z^2 の値をログランク検定統計量と呼んでいるが，そのときは $Z^2 > 3.84$ のとき有意となる．表 2.1 のデータでのログランク検定統計量は $Z = (13 - 18.409)/\sqrt{6.237} = -2.166$ ($p = 0.0303$)（表 2.5），したがって群間での生存時間分布は有意に異なるといえる．このことは治療には延命効果があるという 1 つの証拠（evidence）を与える．

表 2.5 において，対照群の at risk が 0 となった 113 週以後の計算は，検定統計量に寄与しないので無意味である．実際 105 週までの計算でも同じ結果を与える．さて表 2.5 の前半での期待値は 0.5，分散は 0.25 に近いが，後半では期待値は 0.5 から遠ざかる傾向があり，したがって分散も大きくなる傾向がある．これは後半には at risk のサイズが小さくなるからである．いいかえると，後半での死亡による検定統計量への寄与は前半のに比べて多少信頼度が落ちる．このため，Peto-Prentice は後半に発生する死亡には at risk のサイズに応じた小さな重みをつけることを提案した．表 2.6 の 9 列目に，2 群合わせた生存率を求めているが，この値を W_j とし，表 2.5 から求めた $(D_j - E_j)$ の 2 乗に重み W_j をつけた値 $W_j(D_j - E_j)$ の和を検定統計量とする：

$$Z^2 = \frac{\{\sum_j W_j(D_j - E_j)\}^2}{\sum_j W_j^2 V_j} \tag{2.4}$$

10 列目の値をみると，前半での絶対値は 0.5 に近かったのが，後半では 0.2 程度と小さくなっている．観察期間打ち切りによるセンサー例が充分あるときは，2 つの統計量は近い傾向がある．表 2.5 のデータに対する Peto-Prentice 統計量（表 2.6）は $Z^2 = 2.728^2/2.855 = 2.608$ ($p = 0.1064$) なので，群間に有意な差はないという結果になる．検定結果はログランク検定と異なるが，ともに治療群が長生きの傾向を示している．

重み $W_j > 0$ の与え方は無数にある．群間での生存時間分布の違いが比例ハザード性を満たすときには，どのような重みを与えても，漸近的に一致性（consistent）があり有効（efficient）なので，標本サイズを増やせば帰無仮説を

棄却する確率は 1 に近づく (Harrington, 1998, p. 2268). しかし相対的な検出力の比較を行うと，W_j が定数のとき，すなわちログランク検定が検出力最大であることが示される.

さて，ログランク検定の名前の由来について概説する. 途中脱落によるセンサーも同時に 2 人以上死ぬイベント (tie) もないとする. 治療群に属していて j 番目に死亡した個体がログランク検定統計量の期待値に寄与する量を調べてみる. 1 番目の死亡発生時には n 人の候補者の 1 人として $1/n$ だけ E_1 の値に寄与する. $i+1$ 番目 ($i < j$) の死亡発生時には $n-i$ 人の内の 1 人として $1/(n-i)$ だけ E_i の値に寄与する. 結局 j 番目に死ぬ個体は，$1/n + 1/(n-1) + \cdots + 1/(n-j+1)$ だけ期待値の総計に寄与することになる. この値は標準指数分布からのサイズ n の標本における j 番目に小さな値の期待値に等しい. この値は j が大きいと (当然ながら n はさらに大きいと) $\log(n)$ に近い. すなわち，ランク (rank) j の個体に $\log$ に近い値のスコアー (score) を与えた検定といえる. これがログランク検定の由来といわれている. 死亡時間そのものではなく，死亡の順位を用いているので，死亡時間に順序が不変となる変換 (例えば対数変換) を施しても検定結果に影響はない.

2.4 層別ログランク検定

生存時間に影響を与える共変量が存在するときには，その影響を除去する工夫が必要になる. さもなくば，群間での共変量の分布の違いが偏った結果を与える恐れがある. またたとえ群間での共変量の分布が正確に同じであったとしても，検出力の低下をきたす. 共変量の影響の調整は統計解析における bread and butter といえる. さて，共変量が離散値をとるときには，その値ごとで層に分けて (stratification)，層内での群間の比較を行い，その結果を総合することにより，共変量の影響を除去できる. もし層内の標本数が充分あり，かつ層内では標本が均一 (homogeneous) ならば，層別解析は有効な方法である. 層別解析の効果を表 2.7 のデータを用いて解説する. 第 1 列の番号 1～20 は対照群，番号 21～40 は治療群とし，第 2 列の値 0 と 1 で明示している. このデータには X という名の共変量が存在する. X (第 3 列) は 1, 2, 3, 4 の値をと

表 2.7　共変量のある生存時間データ

番号	治療	X	対数ハザード	観察期間	δ	番号	治療	X	対数ハザード	観察期間	δ
1	0	1	1	200	0	11	0	3	3.5	62	1
21	1	1	0.2	200	0	31	1	3	2.7	144	1
2	0	2	2.5	59	1	12	0	4	4	30	1
22	1	2	1.7	137	1	32	1	4	3.2	20	1
3	0	3	3.5	40	1	13	0	1	1	164	0
23	1	3	2.7	10	1	33	1	1	0.2	200	0
4	0	4	4	37	1	14	0	2	2.5	102	1
24	1	4	3.2	53	1	34	1	2	1.7	78	1
5	0	1	1	71	1	15	0	3	3.5	33	1
25	1	1	0.2	193	1	35	1	3	2.7	26	0
6	0	2	2.5	112	0	16	0	4	4	33	1
26	1	2	1.7	188	1	36	1	4	3.2	69	1
7	0	3	3.5	0	1	17	0	1	1	198	1
27	1	3	2.7	67	1	37	1	1	0.2	96	1
8	0	4	4	4	1	18	0	2	2.5	141	1
28	1	4	3.2	45	1	38	1	2	1.7	114	1
9	0	1	1	64	1	19	0	3	1.7	24	1
29	1	1	0.2	200	0	39	1	3	2.7	97	1
10	0	2	2.5	58	1	20	0	4	4	14	1
30	1	2	1.7	45	0	40	1	4	3.2	14	1

り，各値での対数ハザードは $1, 2.5, 3.5, 4$ とした．これらの値は，ある臨床試験のデータをもとに決められた．また治療効果は表 1.1 と同じく対数ハザードを 0.8 減ずるものとし，最終の対数ハザードを第 4 列に示した．乱数を用いて各個体のハザードに応じた死亡日とともに一様分布に従うセンサー日を生成し，さらにフォローアップ期間を 200 日と設定し，それらの最小値を観察期間（第 5 列）とした．死亡を観察した症例は $\delta=1$，それ以外は $\delta=0$（第 6 列）とした．各群の生存時間表を表 2.8 に，生存率曲線を図 2.2 に示す．ログランク検定結果は $Z=(15-18.592)/\sqrt{7.647}=-1.299\,(p=0.1939)$ と有意ではない（表 2.9）．

X の値で表 2.7 を層別したのが表 2.10 である．各層で治療群の観測死亡数 $(2, 4, 4, 5)$，期待値 $(2.947, 4.933, 6.406, 7.102)$，分散 $(1.194, 1.652, 1.424, 1.654)$ を求め，それらを単純に加えて，標本全体での観測死亡数（15），期待値（21.387），分散（5.923）を得る．層別ログランク統計量は $Z=(15-21.387)/\sqrt{5.923}=-2.624\,(p=0.009)$ となり，群間での生存率に有意な差があるという

2.4 層別ログランク検定

表 2.8 表 2.7 データの群別生存時間表

対照群

観察週	at risk	死亡数	センサー	ハザード	生存率	$d/n(n-d)$	Sum	SE	$S-1.96SE$	$S+1.96SE$
1	20	1		0.0500	0.9500	0.0026	0.0026	0.0487	0.8545	1.0455
4	19	1		0.0526	0.9000	0.0029	0.0056	0.0671	0.7685	1.0315
14	18	1		0.0556	0.8500	0.0033	0.0088	0.0798	0.6935	1.0065
24	17	1		0.0588	0.8000	0.0037	0.0125	0.0894	0.6247	0.9753
30	16	1		0.0625	0.7500	0.0042	0.0167	0.0968	0.5602	0.9398
33	15	2		0.1333	0.6500	0.0103	0.0269	0.1067	0.4410	0.8590
37	13	1		0.0769	0.6000	0.0064	0.0333	0.1095	0.3853	0.8147
40	12	1		0.0833	0.5500	0.0076	0.0409	0.1112	0.3320	0.7680
58	11	1		0.0909	0.5000	0.0091	0.0500	0.1118	0.2809	0.7191
59	10	1		0.1000	0.4500	0.0111	0.0611	0.1112	0.2320	0.6680
62	9	1		0.1111	0.4000	0.0139	0.0750	0.1095	0.1853	0.6147
64	8	1		0.1250	0.3500	0.0179	0.0929	0.1067	0.1410	0.5590
71	7	1		0.1429	0.3000	0.0238	0.1167	0.1025	0.0992	0.5008
102	6	1		0.1667	0.2500	0.0333	0.1500	0.0968	0.0602	0.4398
112	5	0	1	0.0000	0.2500	0.0000	0.1500	0.0968	0.0602	0.4398
141	4	1		0.2500	0.1875	0.0833	0.2333	0.0906	0.0100	0.3650
164	3	0	1	0.0000	0.1875	0.0000	0.2333	0.0906	0.0100	0.3650
198	2	1		0.5000	0.0938	0.5000	0.7333	0.0803	-0.0636	0.2511
200	1	0	1	0.0000	0.0938	0.0000	0.7333	0.0803	-0.0636	0.2511

治療群

観察週	at risk	死亡数	センサー	ハザード	生存率	$d/n(n-d)$	Sum	SE	$S-1.96SE$	$S+1.96SE$
10	20	1		0.0500	0.9500	0.0026	0.0026	0.0487	0.8545	1.0455
14	19	1		0.0526	0.9000	0.0029	0.0056	0.0671	0.7685	1.0315
20	18	1		0.0556	0.8500	0.0033	0.0088	0.0798	0.6935	1.0065
26	17	0	1	0.0000	0.8500	0.0000	0.0088	0.0798	0.6935	1.0065
45	16	1	1	0.0625	0.7969	0.0042	0.0130	0.0908	0.6189	0.9749
53	14	1		0.0714	0.7400	0.0055	0.0185	0.1006	0.5428	0.9371
67	13	1		0.0769	0.6830	0.0064	0.0249	0.1078	0.4718	0.8943
69	12	1		0.0833	0.6261	0.0076	0.0325	0.1128	0.4050	0.8473
78	11	1		0.0909	0.5692	0.0091	0.0416	0.1160	0.3418	0.7966
96	10	1		0.1000	0.5123	0.0111	0.0527	0.1176	0.2818	0.7427
97	9	1		0.1111	0.4554	0.0139	0.0666	0.1175	0.2251	0.6856
114	8	1		0.1250	0.3984	0.0179	0.0844	0.1158	0.1715	0.6253
137	7	1		0.1429	0.3415	0.0238	0.1082	0.1124	0.1213	0.5617
144	6	1		0.1667	0.2846	0.0333	0.1416	0.1071	0.0747	0.4945
188	5	1		0.2000	0.2277	0.0500	0.1916	0.0996	0.0324	0.4230
193	4	1		0.2500	0.1708	0.0833	0.2749	0.0895	-0.0047	0.3462
200	3	0	3	0.0000	0.1708	0.0000	0.2749	0.0895	-0.0047	0.3462

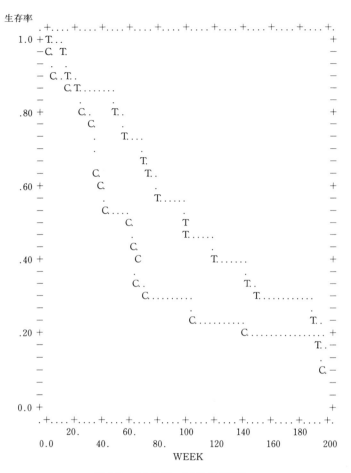

図 2.2 表 2.7 データの生存率曲線

表 2.9 表 2.7 データのログランク検定結果

観察週	対照群			治療群			期待値	分散
	at risk	死亡数	センサー	at risk	死亡数	センサー		
1	20	1		20			0.500	0.250
4	19	1		20			0.513	0.250
10	18			20	1		0.526	0.249
14	18	1		19	1		1.027	0.486
20	17			18	1		0.514	0.250
24	17	1		17			0.500	0.250

2.4 層別ログランク検定

(表 2.9 続き)

観察週	at risk	死亡数	センサー	at risk	死亡数	センサー	期待値	分散
26	16			17	0	1	0.000	0.000
30	16	1		16			0.500	0.250
33	15	2		16			1.032	0.483
37	13	1		16			0.552	0.247
40	12	1		16			0.571	0.245
45	11			16	1	1	0.593	0.241
53	11			14	1		0.560	0.246
58	11	1		13			0.542	0.248
59	10	1		13			0.565	0.246
62	9	1		13			0.591	0.242
64	8	1		13			0.619	0.236
67	7			13	1		0.650	0.228
69	7			12	1		0.632	0.233
71	7	1		11			0.611	0.238
78	6			11	1		0.647	0.228
96	6			10	1		0.625	0.234
97	6			9	1		0.600	0.240
102	6	1		8			0.571	0.245
112	5	0	1	8			0.000	0.000
144	4			8	1		0.667	0.222
137	4			7	1		0.636	0.231
141	4	1		6			0.600	0.240
144	3			6	1		0.667	0.222
164	3	0	1	5			0.000	0.000
188	2			5	1		0.714	0.204
193	2			4	1		0.667	0.222
198	2	1		3			0.600	0.240
200	1	0	1	3	0	3	0.000	0.000
Sum		17			15		18.592	7.647

式 (2.3) の $Z = -1.299$, $Z^2 = 1.687$

表 2.10 表 2.7 の層別ログランク検定結果

$X = 1$

観察週	対照群			治療群			期待値	分散
	at risk	死亡数	センサー	at risk	死亡数	センサー		
64	5	1		5			0.500	0.250
71	4	1		5			0.556	0.247
96	3			5	1		0.625	0.234
164	3	0	1	4			0.000	0.000
193	2			4	1		0.667	0.222
198	2	1		3			0.600	0.240
200	1	0	1	3			0.000	0.000
200	0			3	0	1	0.000	0.000
200	0			2	0	1	0.000	0.000
200	0			1	0	1	0.000	0.000
sum					2		2.947	1.194

$X = 2$

観察週	対照群			治療群			期待値	分散
	at risk	死亡数	センサー	at risk	死亡数	センサー		
45	5			5	0	1	0.000	0.000
58	5	1		4			0.444	0.247
59	4	1		4			0.500	0.250
78	3			4	1		0.571	0.245
102	3	1		3			0.500	0.250
112	2	0	1	3			0.000	0.000
114	1			3	1		0.750	0.188
137	1			2	1		0.667	0.222
141	1	1		1			0.500	0.250
188	0			1	1		1.000	0.000
sum					4		4.933	1.652

$X = 3$

観察週	対照群			治療群			期待値	分散
	at risk	死亡数	センサー	at risk	死亡数	センサー		
1	5	1		5			0.500	0.250
10	4			5	1		0.556	0.247
24	4	1		4			0.500	0.250
26	3			4	0	1	0.000	0.000
33	3	1		3			0.500	0.250
40	2	1		3			0.600	0.240
62	1	1		3			0.750	0.188
67	0			3	1		1.000	0.000
97	0			2	1		1.000	0.000
144	0			1	1		1.000	0.000
sum					4		6.406	1.424

$X = 4$

観察週	対照群			治療群			期待値	分散
	at risk	死亡数	センサー	at risk	死亡数	センサー		
4	5	1		5			0.500	0.250
14	4	1		5			0.556	0.247
14	3			5	1		0.625	0.234
20	3			4	1		0.571	0.245
30	3	1		3			0.500	0.250
33	2	1		3			0.600	0.240
37	1	1		3			0.750	0.188
45	0			3	1		1.000	0.000
53	0			2	1		1.000	0.000
69	0			1	1		1.000	0.000
sum					5		7.102	1.654
Total					15		21.387	5.923

式 (2.3) の $Z = -2.624$, $Z^2 = 6.888$

2.4 層別ログランク検定 27

結果になる.

さて，用いたデータ（表2.7）をみると，共変量 X は2群間で均等に（balanced）分布している（1, 2, 3, 4の値がそれぞれ5つずつ）．したがってログランク検定で治療群の生存率が有意に高いとなれば，治療効果の証拠となる．一方 X の分布が治療群に有利に影響を与えるように偏っていた（例えば対照群の $X=3$ の症例を治療群の $X=4$ の症例と入れ替えた）とすると，単純ログランク検定で治療群の生存率が有意に高いという結果が得られたとしても，治療効果の証拠とはいえない．治療効果がなくても治療群の方が長生きするはずだからである．単純ログランク検定は群間での共変量の分布が等しいことを仮定している．表2.7のデータでは共変量が群間で均等なので，もしログランク検定で有意差が検出されれば，薬効の証拠となり得た．しかし，単純ログランク検定では有意差を検出できなかった．これは共変量 X の影響を無視した結果として検出力が低下したためである．

一方，X の値を同じくする標本だけで群間の比較を行った層別ログランク検定では，本来ある薬効を検出することができた．X の値で層別することにより X の影響を除去した結果，検出力の低下を防いだからである．仮に X の分布が治療群に有利に偏って（上の例のように）いたとしても，層の中では両群は対等（ハザードの分布が等しい）なので，層別ログランク検定結果は薬効の証拠となる．層別解析を用いることにより，群間不均等の問題と検出力低下の問題を同時に解決することができる．

臨床家の中には標本は多い程よいという考えから無理して不均一な症例を増やす人があるが，かえって検出力を低下させることがある．高ステージの進行癌に有効な処方の試験に低ステージの症例を混入させた場合を想定して，表2.7の各層に生存時間の長い症例を5例ずつ混入させた結果が表2.11である．死亡と途中脱落例の発生はまったく同じだが，その5例が観察打ち切りまで生存している．層別ログランク統計量は $Z=-0.811$ と有意ではなくなった．表2.10と表2.11の期待値（治療群の期待死亡数）を比べてみると，表2.11の方が小さい．ログランク検定では治療群の観察死亡数が期待死亡数よりも少ないことが薬効の証拠とされるのであるが，両群に混入した5例はその差が小さくなるように働いているためである．表2.10，$X=1$ の193週では6人いるう

表2.11 不均一な症例の混入結果

$X=1$

観察週	対照群			治療群			期待値	分散
	at risk	死亡数	センサー	at risk	死亡数	センサー		
64	10	1		10			0.500	0.250
71	9	1		10			0.526	0.249
96	8			10	1		0.556	0.247
164	8	0	1	9			0.000	0.000
193	7			9	1		0.563	0.246
198	7	1		8			0.533	0.249
200	6	0	1	8			0.000	0.000
200	5			8	0	1	0.000	0.000
200	5			7	0	1	0.000	0.000
200	5			6	0	1	0.000	0.000
sum					2		2.678	1.241

$X=2$

観察週	対照群			治療群			期待値	分散
	at risk	死亡数	センサー	at risk	死亡数	センサー		
45	10			10	0	1	0.000	0.000
58	10	1		9			0.474	0.249
59	9	1		9			0.500	0.250
78	8			9	1		0.529	0.249
102	8	1		8			0.500	0.250
112	7	0	1	8			0.000	0.000
114	6			8	1		0.571	0.245
137	6			7	1		0.538	0.249
141	6	1		6			0.500	0.250
188	5			6	1		0.545	0.000
sum					4		4.158	1.742

$X=3$

観察週	対照群			治療群			期待値	分散
	at risk	死亡数	センサー	at risk	死亡数	センサー		
1	10	1		10			0.500	0.250
10	9			10	1		0.526	0.249
24	9	1		9			0.500	0.250
26	8			9	0	1	0.000	0.000
33	8	1		8			0.500	0.250
40	7	1		8			0.533	0.249
62	6	1		8			0.571	0.245
67	5			8	1		0.615	0.237
97	5			7	1		0.583	0.243
144	5			6	1		0.545	0.000
sum					4		4.875	1.973

$X=4$

観察週	対照群			治療群			期待値	分散
	at risk	死亡数	センサー	at risk	死亡数	センサー		
4	10	1		10			0.500	0.250
14	9	1		10			0.526	0.249
14	8			10	1		0.556	0.247
20	8			9	1		0.529	0.249
30	8	1		8			0.500	0.250
33	7	1		8			0.533	0.249
37	6	1		8			0.571	0.245
45	5			8	1		0.615	0.237
53	5			7	1		0.583	0.243
69	5			6	1		0.545	0.000
sum					5		5.460	2.219
Total					15		17.172	7.175

式 (2.3) の $Z=-0.81073$, $Z^2=0.657$

ち4人が治療群なので, 期待値は 4/6=0.6667 であるが, 表2.11の対応する週では期待値が 9/16=0.5625 と小さくなっている. 他の週でも同じことが起きている. 混入した5例は死ぬ確率が異なるのに, 同じと仮定して期待値が算出されるからである.

層別ログランク検定では層内の症例は同じハザードをもつという仮定に基づき期待値を算出する. 層別ログランク検定の検出力は層内が均一のときに所定の値となるが, 不均一のときは低下する. 蛇足であるが, 層内が均一ならば, 群間での不均等という深刻な問題も解消される. しかし, 不均一(層別に用いた変数以外にも重要な共変量がある)のときは群間での不均等という問題にも留意する必要がある.

2.5 k 標本ログランク検定

ログランク検定は2つ以上の母集団の生存時間分布の検定に拡張できる. $G+1$ 個の生存時間分布 $S_g(t), g=0, 1, \cdots, G$ について, それぞれの分布に従う独立な標本が得られたときに,

帰無仮説 H_0 : $S_0(t)=\mathrm{S}_1(t)=\cdots=S_G(t)$

を

対立仮説 H_1 : 少なくとも1つは不等号

表 2.12 $G+1$ 個の標本の t_j での死亡数と at risk

| | 群の指標 | | | |
	0	g	G	計
死亡数	D_{0j} $\cdots$	D_{gj} $\cdots$	D_{Gj}	D_{+j}
at risk	N_{0j} $\cdots$	N_{gj} $\cdots$	N_{Gj}	N_{+j}

に対して検定するための方法を述べる。まず $G+1$ 個の標本全体における死亡を発生順に並べて $0 < t_1 < \cdots < t_j < \cdots < t_J$ とする。死亡時点 t_j での各群の死亡数と at risk 数を求め、表 2.12 を構成する。

群 g の観察期間を通じての総死亡数

$$D_{g+} = D_{g1} + \cdots + D_{gJ}$$

と期待値の和

$$E_{g+} = D_{+1}A_{g1} + \cdots + D_{+J}A_{gJ}$$

を求める。ただし $A_{gj} = N_{gj}/N_{+j}$ である。分散行列の gh 成分 V_{gh} は超幾何分布と同じで

$$V_{gh} = \sum_{j=1}^{J} \frac{D_{+j}A_{gi}(\delta_{gh} - A_{hj})(N_{+j} - D_{+j})}{N_{+j} - 1}$$

となる。ただし、δ_{gh} は Kronecker のデルタで、$g=h$ のとき 1 で $g \neq h$ のときは 0 を示す。

死亡数ベクトル $D = (D_{1+}, \cdots, D_{G+})$ と期待値ベクトル $E = (E_{1+}, \cdots, E_{G+})$ の差の 2 次形式

$$X^2 = (D-E)^{\mathrm{T}} V^{-1} (D-E)$$

は帰無仮説のもとで漸近的に自由度 G の χ^2 分布に従う。X^2 が自由度 G の χ^2 分布の上側 5% 点より大きいときに帰無仮説を棄却し、生存率は群間で異なるとされる。この検定は分散分析に相当するが、やはりログランク検定あるいは Mantel-Cox 検定と呼ばれる。

タイがないと $D_{+j} = 1$ なので分散の式は簡単になる。タイはない方が精度のよい検定になるので、正確に死亡時間を測定することは重要であるし、安易に死亡時間をグループ化することは避けねばならない。

2.6 傾向性の検定

各群にスコアー (score) $s_0<\cdots<s_g<\cdots<s_G$ の付与されている場合がある. 例えば動物実験において群 0 は対照群, 群 g は 10^gppm の化学物質が投与された場合, あるいはある治療の結果を効果の程度 (無効 0, 有効 1, 著効 2) で分類した場合等である. 付与されているスコアーの順に死亡率が高いという傾向があるかどうかの検定, いいかえると

帰無仮説 H_0 : $S_0(t)=S_1(t)=\cdots=S_G(t)$

を

対立仮説 H_1 : $S_0(t)\leqq S_1(t)\leqq\cdots\leqq S_G(t)$ ただし少なくとも 1 つは不等号 <,

に対して検定するための方法を述べる. ベクトル $\boldsymbol{R}=(s_1,\cdots,s_G)$ を用いて

$$U(\boldsymbol{R})=\boldsymbol{R}^{\mathrm{T}}(D-E)=s_1(D_{1+}-E_{1+})+\cdots+s_G(D_{G+}-E_{G+}),\ V(s)=\boldsymbol{R}^{\mathrm{T}}V\boldsymbol{R}$$

とすると, $X(\boldsymbol{R})^2=U(\boldsymbol{R})^2/V(s)$ は帰無仮説のもとで漸近的に自由度 1 の χ^2 分布に従う.

検定統計量 $X(\boldsymbol{R})^2$ は Tarone (1975) において Cox 回帰モデルのスコアー検定統計量として導かれたが, Mantel (1966) により (理論の裏付けなく) 提案された傾向検定量と数式的には同じである.

前節で述べたログランク統計量 X^2 を用いる検定は, 特別な対立仮説を指定しないオムニバス (omnibus) 的な検定なので広く応用をもつが, そのデメリットとして本節のような特別な対立仮説に対しての検出力は著しく弱いことがある. $X(\boldsymbol{R})^2$ を用いる検定結果はスコアー $\boldsymbol{R}$ の与え方に依存するが, 実際には違いは小さいので, 通常は整数 $0,1,2,\cdots$ を与えることが多い. なお,

$$X^2=\{X^2-X(\boldsymbol{R})^2\}+X(\boldsymbol{R})^2$$

と書くと, これは平方和の分解となっている. したがって 3 つの項は帰無仮説 H_0 のもとで, それぞれ自由度 $G, G-1, 1$ の χ^2 分布に従う. ログランク検定統計量 (オムニバスな対立仮説) と線形傾向検定統計量 (線形傾向の対立仮説) の差 $X^2-X(\boldsymbol{R})^2$ は, 線形傾向以外の帰無仮説からの外れのときに大きくなる傾向があるので, 線形傾向性を帰無仮説とし, そこからの外れの検定に用いることを Tarone (1975) が提案している.

練習問題

[**問題 2.1**] ログランク検定の推定標準誤差（式 (2.2)）は，センサー例がないときは 2 項分布での標準誤差推定値と一致することを示せ．

[**問題 2.2**] デルタ法：パラメーター μ の一致推定量で漸近的に不偏な推定値 X を考える（例えば X は μ の最尤推定値）．いいかえると，$X \to \mu \, (n \to \infty)$ であって漸近的に $E(X) = \mu$, $V(X) = \sigma^2$ を仮定する．$g(x)$ を以下のテーラー展開が可能な関数とする：$g(x) = g(\mu) + (x - \mu)g'(\mu) + o(x - \mu)$, ただし o は練習問題 1.13 で扱った高位の無限小．すると，$g(x)$ の分散は漸近的に $V\{g(X)\} = \sigma^2 g'(\mu)^2$ となる．この公式を用いて，$g(X) = \log(1 - X)$ の漸近分散を求めよ．

[**問題 2.3**] 式 (2.1) より，$\hat{\lambda}_j = d_j/n_j$ と書くと，$\hat{S}(t) = \prod_{t_j < t}(1 - \hat{\lambda}_j)$. したがって，$\log \hat{S}(t) = \sum_{t_j < t} \ln(1 - \hat{\lambda}_j)$ 各項ごとに，$\hat{\lambda}_j \to \lambda_j$, $E(\hat{\lambda}_j) = \lambda_j$, $V(\hat{\lambda}_j) = \lambda_j(1 - \lambda_j)/n_j$ とし，かつ $\hat{\lambda}_j$ は互いに無相関と仮定して，$\log \hat{S}(t)$ の漸近分散を求めよ．

[**問題 2.4**] $\log \hat{S}(t) \to \log S(t)$, $E\{\log \hat{S}(t)\} = \log S(t)$ と仮定して，$\hat{S}(t)$ の漸近分散を求めよ．

[**問題 2.5**] 上で求めた式の λ_j に推定値 d_j/n_j を代入した式を求めよ．

[**問題 2.6**] $\log \hat{S}(t)$ における値の制限をなくすために，変換 $\log\{-\log \hat{S}(t)\}$ を行うと，その漸近分散はいくつか．

[**問題 2.7**] 上の分散の式の $S(t)$ に推定値 $\hat{S}(t)$ を代入し，本文の信頼区間を得ることを確かめよ．

[**問題 2.8**] ログランク検定統計量の構成は，死亡の観測された時点ごとに 2×2 表を構成し，両群の at risk $(N_j, N_+ - N_j)$ および合計死亡数 D_+ を定数とみなしたときの，治療群の死亡数の期待値（超幾何分布による）E_j を用いることを述べた．対立仮説のもとでの期待値，すなわち治療群の個体の死亡確率が対照群の θ 倍のときの期待値 $E_j(\theta) = D_+ \theta N_j/(\theta N_j + N_+ - N_j)$ は本文中で用いた（帰無仮説のもとでの）期待値 $E_j = D_+ N_j/N_+$ より小さいことを示せ．

3

Cox 比例ハザードモデルの目的

3.1 Cox モデルの使用例

　Cox モデルは，独立ではあるが同一ではない分布に従う症例，いいかえると，症例ごとに生存時間関数が異なる標本を扱う．症例は共変量 (covariate) と呼ばれる値をもち，その値が症例の生存時間関数を特徴づける．例えば，年齢，性別，喫煙習慣，治療法，被曝線量などは共変量の候補である．Cox モデルの利用法は正規線形重回帰モデルの利用法と基本的には同じである．不要な変数をハザードモデルに組み込んだり，必要な変数をモデルに組み込まないことは誤ったモデルを構成することになるので，誤った結論を導くことに通じる．不要な変数とは生存時間に影響を与えない変数のことであり，必要な変数とは影響を与える変数である．単純な理屈であるが，これを実践するのには充分な知識と経験を必要とする．例えば健常人における赤血球と血色素量は（乱暴にいうならば）ほとんど同じ情報を提供する．いいかえると 2 つの変数は極めて強い相関がある．もし血色素量をモデルに組み入れたならば，赤血球は不要になるので，モデルに追加してはならない．ただし死亡例が数千もあるデータでは両変数をともに組み入れてよい場合もあろう．以上のことを統計学の言語で表現するならば，有意でない変数をモデルに組み入れることは原則避けねばならないし，有意な変数は原則すべてモデルに組み入れねばならない[1].

---

[1] ログランク検定では扱う変数が 1 つしかないので（層別解析では層別変数が 1 つ加わる），モデル選択という問題は生じない．その代わり，ログランク検定は層別変数以外に生存時間に影響を与え⤢

表3.1 表2.7データのCox回帰モデルによる解析結果. SASの出力

Summary of the Number of Events and Censored Values

Total	Event	Censored	Percent Censored
40	32	8	20.00

Model Fit Statistics

Criterion	Without Covariates	With Covariates
−2 LOG L	191.608	189.953
AIC	191.608	191.953
SBC	191.608	193.419

Testing Global Null Hypothesis : BETA=0

Test	Chi-Square	DF	Pr>ChiSq
Likelihood Ratio	1.6544	1	0.1984
Score	1.6807	1	0.1948
Wald	1.6528	1	0.1986

Analysis of Maximum Likelihood Estimates

Variable	DF	Parameter Estimate	Standard Error	Chi-Square	Pr>ChiSq	Hazard Ratio	Variable Label
TREAT	1	−0.45889	0.35694	1.6528	0.1986	0.632	TREAT

Cox モデルの詳細に入る前に, 使用例を紹介する. 表2.7のデータをCox モデルで解析した結果が表3.1である. 用いた共変量は治療法の違いを示す Treat のみである. Treat の値は治療群1, 対照群0とした. 帰無仮説 H_0 : 治療効果なし, の検定は「H_0 : Treat の回帰係数=0」の検定で行われる. 尤度比検定, スコアー検定, Wald 検定の χ^2 値は 1.6544, 1.6807, 1.6528 とほとんど同じで, ともに生存率に有意差のないことを示している. 尤度比検定値

ノる重要な変数はないという状況でのみ所定の検出力とサイズが保証される. しかしながら, 動物実験以外ではほぼ常に生存時間に影響を与える変数は存在する. このため臨床試験では, 無作為化によりそれらの変数を均等に分布させる努力がなされる. しかしながら, 無作為化は対等な群を構成する上で最適な技法ではあるが, 対等な群の構成を完全に保証するものではない. 無作為化の結果としてなお存在する変数の不均等を修正する必要のあることもある (Kinukawa *et al.*, 2000). また無作為化では検出力の低下を防ぐことはまったくできない (5.3節). ログランク検定は単純ではあるが, その効果的で正しい利用は容易とはいえない.

3.1 Cox モデルの使用例　　　　35

Likelihood Ratio は一段上の -2LOG L の行の 2 つの値の差 191.608$-$189.953
である．（AIC，SBC はともにモデル適合度を示す数値であるが，ここでは触
れない．）これら 3 つの検定統計量は標本数が充分大きくなると一致する（漸近
的に等しい）はずのものである．しかしモデルが正しくないときや標本数が少
ない（用いている変数の数に比して）ときは一致するとは限らない．特にこの
解析でのスコアー検定と前章でのログランク検定とは表面的には異なるもの
の，まったく同じ数式を用いている．いいかえると，ログランク検定は Cox
回帰モデルのスコアー検定として導かれる．最下段には変数 TREAT の回帰
係数の推定値（Parameter Estimate）$-0.45889\cdot$と標準誤差（Standard Error）
0.35694 および χ^2 値（Chi-Square）$1.6528 = (0.45889/0.35694)^2$ とその p 値 Pr$>$

表 3.2　共変量 X を追加した Cox 回帰モデルによる再解析結果．SAS の出力
Summary of the Number of Event and Censored Values

Total	Event	Censored	Percent Censored
40	32	8	20.00

Model Fit Statistics

Criterion	Without Covariates	With Covariates
-2 LOG L	191.608	152.309
AIC	191.608	156.309
SBC	191.608	159.241

Testing Global Null Hypothesis : BETA$=0$

Test	Chi-Square	DF	Pr$>$ChiSq
Likelihood Ratio	39.2981	2	<0.0001
Score	37.9456	2	<0.0001
Wald	29.5081	2	<0.0001

Analysis of Maximum Likelihood Estimates

Variable	DF	Parameter Estimate	Standard Error	Chi-Square	Pr$>$ChiSq	Hazard Ratio	95% Hazard Confidence	Ratio Limits
X	1	1.36280	0.25238	29.1570	<0.0001	3.907	2.382	6.407
TREAT	1	-1.10540	0.40772	7.3507	0.0067	0.331	0.149	0.736

ChiSq 0.1968＝Pr$\{\chi^2(1)>1.6528\}$ さらにハザード比 Hazard Ratio 0.632＝exp(-0.45889)/exp(0) が出力されている．なお Chi-Square の値が上の段では Wald 検定値の名前で示されている．

次に共変量に X を追加した結果が表 3.2 である．今回の検定の帰無仮説は「X の係数も TREAT の係数もともに 0」である．3 つの検定ともに帰無仮説を棄却する結果となっている．最下段に出力されている TREAT の回帰係数の推定値は -1.105（± 0.4077）であるから有意であり（$p=0.0067$），治療はハザードを約 67%＝1－0.331 減少させる効果のあったことが結論される．なお薬効のハザード比の（Wald による）95% 信頼区間は，

 exp($-1.105-1.96\times 0.4077$)＝0.1490, exp($-1.105+1.96\times 0.4077$)＝0.7365

により (0.1490, 0.7365) と計算される．表 3.2 の結果も前章の層別ログランク検定とよく一致しているが，実は層別ログランク検定と正確に同じ計算をするのは次章で扱う層別 Cox 回帰のスコアー検定である．表 3.1 と表 3.2 での検定結果の著しい違いは冒頭のパラグラフで述べたことの重要性を示している．図 3.1 は推定生存率曲線である．生存率は共変量の値に依存するので，共変量の値を具体的に指定する必要がある．

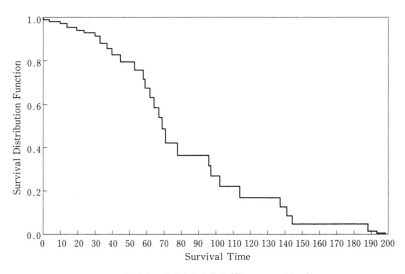

図 3.1 推定生存率曲線 (Treat＝1, $X=2$)

以下の節において，共変量の効果の推定と検定のための Cox モデルの計算原理，およびその計算法の基礎をなす比例ハザード性と部分尤度 (partial likelihood) の定義ならびにその直感的理解，変数選択の意味と利用法，陥りやすい落とし穴，そして競合リスク要因 (competing risk) を指定したときの解釈を順次扱う．

3.2 比例ハザードモデル

Cox モデル解析法とは，比例ハザード性 (proportional hazards) を仮定して部分尤度 (partial likelihood) を用いてデータを解析する方法のことを指す．この節では関連用語の定義をしその意味を解説する．

2 つのハザード関数 $\lambda_1(t)$, $\lambda_2(t)$ の間に関係式

$$\lambda_1(t) = c\lambda_2(t) \tag{3.1}$$

がすべての可能な $t>0$ で成立するとき，2 つのハザード関数は比例するという．ただし，c は経過時間 t に依存しない定数である．

個体の生存時間に影響を与える因子を背景因子，予後因子 (prognostic factor) あるいは共変量などと呼ぶ．共変量は一般に複数あるので，共変量のベクトル $z=(z_1, z_2, \cdots, z_m)$ を考える．共変量 z をもつ個体のハザードを $\lambda(t|z)$ と書くことにする．z の値は時間 t には依存しない定数とする．もしあるハザード関数 $\lambda_0(t)$ と z の関数 $r(z)$ が存在して，すべての z について，等式

$$\lambda(t|z) = \lambda_0(t)r(z), \quad \text{for all } t>0 \tag{3.2}$$

が成立するとき，共変量 z の効果は比例ハザードモデルに従うという．$\lambda_0(t)$ はベースラインハザード (baseline hazard)，$r(z)$ は相対危険度 (relative risk) 関数と呼ばれる．比例ハザードモデルのもとでは，2 つの共変量 z と z' について

$$\lambda(t|z') = \lambda(t|z)\left(\frac{r(z')}{r(z)}\right), \quad \text{for all } t>0 \tag{3.3}$$

となるので，ハザード関数 $\lambda(t|z)$ と $\lambda(t|z')$ は比例する．比例定数 $r(z')/r(z)$ は z' の z に対する相対危険度 (relative risk of z' to z) と呼ばれる．

式 (3.3) の対数をとった形

$$\log \lambda(t|\boldsymbol{z}') = \log \lambda(t|\boldsymbol{z}) + \log\left(\frac{r(\boldsymbol{z}')}{r(\boldsymbol{z})}\right), \quad \text{for all } t > 0 \tag{3.4}$$

で $r(\boldsymbol{z})$ に対数線形性 (log-linear model)

$$\log r(\boldsymbol{z}) = \beta_1 z_1 + \beta_2 z_2 + \cdots + \beta_m z_m = \boldsymbol{\beta}^{\mathrm{T}} \boldsymbol{z} \tag{3.5}$$

を仮定すると，式 (3.4) は

$$\log\left(\frac{\lambda(t|\boldsymbol{z}')}{\lambda(t|\boldsymbol{z})}\right) = \log\left(\frac{r(\boldsymbol{z}')}{r(\boldsymbol{z})}\right)$$

$$= \boldsymbol{\beta}^{\mathrm{T}}(\boldsymbol{z}' - \boldsymbol{z})$$

$$= \beta_1(z_1' - z_1) + \beta_2(z_2' - z_2) + \cdots + \beta_m(z_m' - z_m)$$

となる．ベクトル $\boldsymbol{\beta}^{\mathrm{T}} = (\beta_1, \beta_2, \cdots, \beta_m)$ は回帰係数と呼ばれ，通常部分尤度法により推定される．たとえ $\boldsymbol{z} \neq \boldsymbol{z}'$ でも $\boldsymbol{\beta}^{\mathrm{T}}\boldsymbol{z} = \boldsymbol{\beta}^{\mathrm{T}}\boldsymbol{z}'$ ならばハザードは同じになる．$\boldsymbol{\beta}^{\mathrm{T}}\boldsymbol{z}$ は $\boldsymbol{z} = \boldsymbol{0}$ に対する相対ハザード $\lambda(t|\boldsymbol{z})/\lambda(t|\boldsymbol{0})$ の対数なので，対数相対ハザード (log relative hazard) あるいは対数相対危険度と呼ばれ，医学分野では予後指数 (prognostic index) とも呼ばれる[*1]．式 (3.5) を式 (3.2) に代入して，

$$\lambda(t|\boldsymbol{z}) = \lambda_0(t)\exp(\boldsymbol{\beta}^{\mathrm{T}}\boldsymbol{z}) \tag{3.6}$$

となる．この式が一般に比例ハザードモデルとして用いられるが，実は本来の比例ハザード性 (式 (3.2)) 以外に対数線形性 (式 (3.5)) の仮定も含んでいる．

図 3.2 をみると，年度と性の効果，ならびに年齢の効果も近似的に比例ハザードモデルに従っていることがわかる．このほか，多くの薬効，毒物の効果も近似的に比例ハザードモデルに従うことが確認されている．

式 (3.2) を満たすハザード関数 $\lambda(t|\boldsymbol{z})$，$\lambda_0(t)$ の累積ハザード

$$\Lambda(t|\boldsymbol{z}) = \int_0^t \lambda(u|\boldsymbol{z})du, \quad \Lambda_0(t) = \int_0^t \lambda_0(u)du$$

を，ハザード関数から生存時間関数を求める公式 (1.5) に代入して

$$S(t|\boldsymbol{z}) = \exp\{-\Lambda(t|\boldsymbol{z})\}, \quad S_0(t) = \exp\{-\Lambda_0(t)\}$$

となる．さらに $\Lambda(t|\boldsymbol{z}) = \Lambda_0(t)r(\boldsymbol{z})$ を代入して，

$$S(t|\boldsymbol{z}) = S_0(t)^{r(\boldsymbol{z})} \tag{3.7}$$

となる．両辺の対数をとると，

$$\log S(t|\boldsymbol{z}) = r(\boldsymbol{z}) \log S_0(t)$$

[*1] $\boldsymbol{\beta}^{\mathrm{T}}\boldsymbol{z}$ を単に対数ハザードと呼ぶのは正確ではない．対数ハザードは $\log\lambda_0(t) + \boldsymbol{\beta}^{\mathrm{T}}\boldsymbol{z}$ である．

3.2 比例ハザードモデル

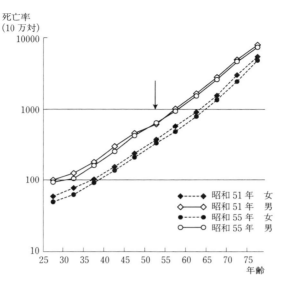

図 3.2 昭和 51 年および 55 年における日本人の死亡率
(厚生省人口動態調査より抜粋)
4 つの死亡率曲線は 35 歳以上でほぼ直線で年齢によらず一定の値だけ異なる
(矢印の年齢階級は昭和一桁世代男性の異常な死亡率による例外である).

となるが,これは負の数なので両辺に $-$ をかけてさらに対数をとると,

$$\log\{-\log S(t|\boldsymbol{z})\} = \log\{-\log S_0(t)\} + \log r(\boldsymbol{z}) \qquad (3.8)$$

となる.累積ハザードを用いて表現することにより応用上重要な関係式

$$\log \varLambda(t|\boldsymbol{z}) = \log \varLambda_0(t) + \log r(\boldsymbol{z})$$

を得る.さらに対数線形性 (式 (3.5)) が成立するときは,

$$\log\{-\log S(t|\boldsymbol{z})\} = \log\{-\log S_0(t)\} + \boldsymbol{\beta}^\mathrm{T}\boldsymbol{z} \qquad (3.9)$$

となる.最後の 2 つの式は次章で Cox モデルの適合度を確認する際に用いられる.

式 (3.7) は比例ハザードモデルの別表現であるが,比例ハザードモデルが Lehmann 対立仮説 (Lehmann alternative) を満たしていることを示している.Lehmann 対立仮説とは,対立仮説の分布 G が帰無仮説の分布 F の関数 $G = h(F)$ で表される場合をいう.Lehmann 対立仮説のもとでは,観測値の順位 (rank) を用いた検定統計量の対立仮説での分布が,h のみに依存して決まり,

F, G とは無関係になるという性質がある (Razzaghi et al., 1998). いいかえると，Lehmann 対立仮説のもとでは，順位を用いた検定統計量がノンパラメトリック検定統計量となる. これは比例ハザードモデルの理論的メリットである. 特にセンサー標本では観測値そのものの利用が困難で観測値の順位に頼らざるを得ない状況が一般的なので，順位の分布がもとの分布 F, G に依存しなくなる比例ハザードモデルの効用は大きい. 比例ハザード性と順位は深い関係にある. ログランク検定もこれから述べる Cox 回帰法も死亡順位しか用いていない. また 6 章で述べる周辺尤度法は比例ハザードモデルのもとでの順位統計量の分布を直接計算により求めている.

2 章でログランク検定は 2 群間の違いが比例ハザードモデルに従うときは，死亡順位に重みをつけて加えた統計量（線形ランク統計量）のなかで相対的に最大の検出力 (locally most powerful) をもつことを述べた. このことは，ログランク検定以外の検定の検出力が一般に低いことを意味しない. 実際，たとえ比例ハザード性を満たさない 2 群でもそれらの累積ハザード Λ が，任意の t について $\Lambda(t|z=1) \geqq \Lambda(t|z=0)$ を満たし，かつ $\Lambda(t|z=1) > \Lambda(t|z=0)$ がある区間で成立するならば，順位に重みをつけて加えた統計量のほとんどは標本数を大きくすれば検出力は 1 になる. 式 (1.5) を用いていいかえると，一方の生存率曲線が常に他方より上にあり完全に一致することがない（すなわち交わらない）ならば，たとえ比例ハザード性が成り立たないときでも，線形ランク統計量 (linear rank statistics) を用いる検定は標本数が大きければ有意な結果になることを示唆している.

3.3 回帰係数推定のための部分尤度法

比例ハザードモデルでの回帰係数は通常 Cox により提唱された部分尤度法により推定される. このため比例ハザードモデルに部分尤度法を適用することを一般に Cox 回帰法と呼ぶ. Cox 回帰法による解析結果を正しく解釈するには部分尤度を理解する必要がある. 部分尤度はログランク検定の考え方に多変量ロジスティックモデルの技法を適用して多変量にしただけの簡単なものであるが，この節では数式を用いてその原理を解説する. なお部分尤度に対応する

3.3 回帰係数推定のための部分尤度法 *41*

全尤度と両者の関係については 6.3 節で解説する.

観察された死亡数を D, 観察された死亡時間を $t_1, \cdots, t_i, \cdots, t_D$ とする. 死亡時間はすべて異なるとする ($i \neq j$ ならば $t_i \neq t_j$). 部分尤度 L は,

$$L = L_1 \times \cdots \times L_i \times \cdots \times L_D$$

ただし L_i は, t_i に死亡した症例の番号を (i) と書き, t_i の直前まで (死亡も脱落もせず) 観察されていた症例の集合を R_i とすると,

$$L_i = \frac{\lambda(t_i|\boldsymbol{z}_{(i)})}{\sum_{j \in R_i} \lambda(t_i|\boldsymbol{z}_j)}$$

と書かれる. いいかえると,

$L_i =$ 死亡症例のハザード/生存を確認されていた症例のハザードの総和

となる. R_i は t_i でのアットリスク (at risk) またはリスクセット (risk set) と呼ばれる. さて, $\varDelta$ を小さい正の数とすると,

$\mathrm{Pr}\{j$ は $t_i + \varDelta$ までに死ぬ $|j$ は t_i の直前に生きている$\} \fallingdotseq \lambda(t_i|\boldsymbol{z}_j)\varDelta$

であるから,

$$L_i = \frac{\lambda(t_i|\boldsymbol{z}_{(i)})\varDelta}{\sum_{j \in R_i} \lambda(t_i|\boldsymbol{z}_j)\varDelta}$$

$\fallingdotseq \mathrm{Pr}\{(i)$ が死亡 $|R_i$ の内の 1 人だけがこれから $\varDelta$ の間に死ぬ$\}$

となる[*1]. 死亡が発生した時点ごとに, その時点に生存している症例が与えられたとして, 死亡確率を計算する考え方はログランク検定と共通している[*2]. ここで比例ハザードの仮定 (式 (3.2)) を用いると,

$$L_i = \frac{\lambda(t_i|\boldsymbol{z}_{(i)})}{\sum_{j \in R_i} \lambda(t_i|\boldsymbol{z}_j)}$$
$$= \frac{r(\boldsymbol{z}_{(i)})}{\sum_{j \in R_i} r(\boldsymbol{z}_j)} \tag{3.10}$$

となり (λ_0 は分母分子で相殺) さらに対数線形性の仮定 (式 (3.5)) を用いると,

$$L_i = \frac{\exp(\boldsymbol{\beta}^{\mathrm{T}}\boldsymbol{z}_{(i)})}{\sum_{j \in R_i} \exp(\boldsymbol{\beta}^{\mathrm{T}}\boldsymbol{z}_j)}, \quad j \in R_i \tag{3.11}$$

[*1] リスクセット R のうちの特定の個体 j だけが死ぬ確率は正確にいうと,

$$\lambda(t|\boldsymbol{z}_j)\varDelta \prod_{k \in R - j} \{1 - \lambda(t|\boldsymbol{z}_k)\varDelta\}$$

となるが, 積の項はほとんど 1 で分母分子で相殺されるので, 通常は本文のように書かれる.

[*2] 部分尤度の正当性ならびに有効性は 1980 年以後になって, マーティンゲール理論を用いて確立された (Andersen *et al.*, 1982, 1993) が, 基本のアイディアは Mantel により疫学研究のための方法として開発されたものである.

となる．これは t とも λ_0 とも無関係である．この積をとり部分尤度

$$L(\boldsymbol{\beta})=\prod_i\left\{\frac{\exp(\boldsymbol{\beta}^\mathrm{T}\boldsymbol{z}_{(i)})}{\sum_{j\in R_i}\exp(\boldsymbol{\beta}^\mathrm{T}\boldsymbol{z}_j)}\right\},\quad i=1,\cdots,D \tag{3.12}$$

を得る．これは通常 Cox の部分尤度と呼ばれる．対数部分尤度は，

$$l(\boldsymbol{\beta})=\log L(\boldsymbol{\beta})=\sum_i\{\boldsymbol{\beta}^\mathrm{T}\boldsymbol{z}_{(i)}-\log\sum_{j\in R_i}\exp(\boldsymbol{\beta}^\mathrm{T}\boldsymbol{z}_j)\} \tag{3.13}$$

ただし，$\sum_i$ は $i\in D$ の和を示す．

　ベースラインハザードとセンサー例が尤度に残っていないのがポイントである．センサー例は分母にのみ寄与する．また，実際の死亡時間ではなく，死亡時間の順位 (rank) にしか依存しないのが特徴である．

　対数尤度を回帰係数で微分してスコアー関数 $U(\beta)$（ベクトル）を得る，

$$U(\boldsymbol{\beta})=\frac{\partial l(\boldsymbol{\beta})}{\partial\boldsymbol{\beta}}=\sum_i\left(\boldsymbol{z}_{(i)}-\frac{\sum_{j\in R_i}\boldsymbol{z}_j\exp(\boldsymbol{\beta}^\mathrm{T}\boldsymbol{z}_j)}{\sum_{j\in R_i}\exp(\boldsymbol{\beta}^\mathrm{T}\boldsymbol{z}_j)}\right) \tag{3.14}$$

もう1回微分して $-$ をつけることにより，情報量関数（行列）を得る，

$$I(\boldsymbol{\beta})=-\frac{\partial U}{\partial\boldsymbol{\beta}}$$

$$=\sum_i\left[\frac{\sum_{j\in R_i}\boldsymbol{z}_j\boldsymbol{z}_j^\mathrm{T}\exp(\boldsymbol{\beta}^\mathrm{T}\boldsymbol{z}_j)}{\sum_{j\in R_i}\exp(\boldsymbol{\beta}^\mathrm{T}\boldsymbol{z}_j)}-\frac{\{\sum_{j\in R_i}\boldsymbol{z}_j\exp(\boldsymbol{\beta}^\mathrm{T}\boldsymbol{z}_j)\}\{\sum_{j\in R_i}\boldsymbol{z}_j\exp(\boldsymbol{\beta}^\mathrm{T}\boldsymbol{z}_j)\}^\mathrm{T}}{\{\sum_{j\in R_i}\exp(\boldsymbol{\beta}^\mathrm{T}\boldsymbol{z}_j)\}^2}\right] \tag{3.15}$$

U と I の意味を理解するために，$w_j=\exp(\boldsymbol{\beta}^\mathrm{T}\boldsymbol{z}_j)$，$W=\sum_j w_j$，$E=\sum_j w_j\boldsymbol{z}_j/W$ とおき（簡単のために i は省略されている）書きかえると，

$$U(\boldsymbol{\beta})=\sum_i\{\boldsymbol{z}_{(i)}-E_i\},\quad I(\boldsymbol{\beta})=\sum_i\frac{\sum_{j\in R_i}w_j\boldsymbol{z}_j\boldsymbol{z}_j^\mathrm{T}}{W_i}-E_iE_i^\mathrm{T}$$

となる．最大部分尤度法では $U=0$ になるような β を求める．w_j はハザードの大きさに比例しているので，死亡症例における共変量 $\boldsymbol{z}_{(i)}$ の和が，ハザードで重みづけされた共変量の平均値 E_i の和と等しくなるような $\boldsymbol{\beta}$ を求めていることになる．観察情報量 (observed information) $I(\boldsymbol{\beta})$ があらゆる $\boldsymbol{\beta}$ の値に対して正値対称行列であることは，それが通常の重み付き分散行列の形をしていることからもわかる．微積分の言葉でいうならば，対数尤度は全空間（独立変数は $\boldsymbol{\beta}$）で凸であり，ユニークな最大値が存在する．このような状況での最大値の発見には Newton-Raphson 法が有効である．今得ている $\boldsymbol{\beta}$ が $U(\boldsymbol{\beta})=0$ を満たさないときはよりよい推定値として，$\boldsymbol{\beta}+I(\boldsymbol{\beta})^{-1}U(\boldsymbol{\beta})$ を用いる，通常

は5回以内の繰り返しで最尤推定値（MLE）$\boldsymbol{\beta}^*$ に達する.

特定の係数 β_k についての仮説 $H_0 : \beta_k = 0$ の検定は，β_k^* の推定標準誤差 $\{I(\boldsymbol{\beta}^*)_{kk}^{-1}\}^{1/2}$ を用いて，$\beta_k^* / \{I(\boldsymbol{\beta}^*)_{kk}^{-1}\}^{1/2}$ の絶対値が1.96以上のときに5%有意水準で $\beta_k \neq 0$ とされる. これがWald検定である. 対数尤度 $l(\boldsymbol{\beta}^*)$ を用いて尤度比検定を行うには，$\boldsymbol{\beta}$ から β_k を除いて次元が1つ減ったベクトル $\boldsymbol{\gamma}$ での対数尤度 $l(\boldsymbol{\gamma}^*)$ を求め，$X^2 = 2\{l(\boldsymbol{\beta}^*) - l(\boldsymbol{\gamma}^*)\}$ が H_0 のもとで自由度1の χ^2 分布に従うことを用いて，X^2 が3.84以上のときは5%有意水準で $\beta_k \neq 0$ とする. k 個 $(k>1)$ の変数の回帰係数が同時に0かどうかの検定は尤度比検定が原理的に簡単である. 上で述べた β_k の検定のときと同様に，$\boldsymbol{\gamma}$ を k 次元落ちた共変量の係数として対数尤度を求め，$X^2 = 2\{l(\boldsymbol{\beta}^*) - l(\boldsymbol{\gamma}^*)\}$ が H_0 のもとで自由度 k の χ^2 分布に従うことを用いて検定する. $H_0 : \boldsymbol{\beta} = 0$ の検定（すべての回帰係数が0，すなわちモデル全体の検定）は，スコア一検定統計量 $U(0)I(0)^{-1/2}$ が帰無仮説が真のときに漸近的に自由度 m の χ^2 分布に従うことを用いて行える. 統計ソフトの出力には以上の統計量が出力されるのが普通である. 一方特定の β_k についてのスコア一検定と，複数個の回帰係数が同時に0かどうかという複合仮説を検定するためのWald検定についてはさらに計算を要することと，比較的に精度の落ちることもあるので，特別な場合を除いて出力されない.

3.4 生 存 率 曲 線

回帰係数 $\boldsymbol{\beta}$ の推定値 $\boldsymbol{\beta}^*$ を得たならば，次にベースラインハザード $\lambda_0(t)$ の推定値が得られる. $\lambda_0(t)$ の推定法にはいくつかあるが，いずれも $\boldsymbol{\beta}^*$ を真値として扱い，得られる生存率曲線はKM曲線と同じく，観察死亡時 $t_1, \cdots, t_i,$ $\cdots, t_D$ で値が変わる. KM曲線では，$q_i = 1 - d_i / n_i$ を t_i の直前の生存率にかけて t_i の直後の生存率を求めた. 個体のハザードが異なるときはハザード値を用いて，

$$q_i = \left(1 - \frac{w_{(i)}}{W_i}\right)^{\frac{1}{w_{(i)}}}, \ \text{for} \ i = 1, \cdots, D \tag{3.16}$$

$$\hat{S}_0(t) = \hat{S}_0(t_i)q_i, \ \text{for} \ t_i < t \leq t_{i+1} \tag{3.17}$$

と修正する．

共変量に特定の値 z を指定したときの生存率曲線は，

$$w = \exp(\boldsymbol{\beta}^{*\mathrm{T}} \boldsymbol{z})$$

と書けば，(3.7) から，

$$\hat{S}(t|\boldsymbol{z}) = \hat{S}_0(t)^w \tag{3.18}$$

となる．これは調整 KM 曲線 (adjusted KM curve) と呼ばれる．これは階段関数であるが，階段関数を連続的に結ぶ曲線も提案されている (Link, 1979)．生存率曲線の求め方の原理については 6 章で解説する．

生存率曲線の 95% 信頼区間も多く提唱されているが (Andersen *et al.*, 1993 他)，前提条件の現実的意味が必ずしも明確でないこと，計算が複雑なため精度に不安があること，および実践で必要となることは稀なので，本書では扱わないこととした．

3.5 変 数 選 択

本節では共変量が複数あるときの問題を扱う．今後，回帰モデルに伝統的な用語を用いるため，共変量を単に変数とも呼ぶ．Cox モデルを用いる応用例では，生存時間に影響を与えていると推測される変数を多数用意して，本当に影響を与えている変数 (例：危険因子) をいくつか抽出したり，あるいは特定の変数 (例：薬効) の有意性を検定することが多い．いずれにせよ，最適なハザードモデルを構成するのに必要十分な変数と回帰係数 (＋標準誤差) を求める必要がある．注意すべきことは，その結果は同時にハザードモデルに組み込まれていた変数に依存することである．精密な解析においては，組み込まれていた変数の関数型にも依存する．変数は定数型/時間依存型，外部型/内部型といった統計学的観点からの分類が可能であり，それぞれに用い方と結果の解釈には注意が必要である．いいかえると，Cox 解析を行うことはハザードモデルの選択を行うことと同値なのである．

モデル選択の主目的は，用意された変数の中から，予測に適した変数の組み合わせを発見することといえる．モデル選択の戦略は線形重回帰やロジスティック回帰モデル等の回帰モデルすべてに共通することなので (Matthews,

1998），詳細にはふれず，例をあげて解説するにとどめる．Cox 解析で最も頻繁に用いられているステップワイズ Cox 回帰法 (stepwise Cox-regression) では各ステップで「不必要な変数を除去し，必要な変数を追加する」ことを行う．除去する変数も追加する変数もなくなったときに終了する．そのときの変数の組み合わせを選択された変数と呼ぶ．最初にすべての変数を入れておく後ろ向き法 (backward) と，最初は変数を入れておかない前向き法 (forward) とがある．各ステップでは，まず今入っている変数の組み合わせでの対数尤度 l と，その中からある変数を除去したときの対数尤度 l^* を求め，$X^2 = 2(l - l^*)$ があらかじめ決められた値 C 以上なら必要，以下なら不要とする．「その変数の回帰係数の値が 0」という帰無仮説が真のときには，X^2 は漸近的に自由度 1 の χ^2 分布に従うことから，3.84 に近い切りのよいところで $C = 4$ とすることが多い．不要な変数を次々と除去し終えたときの対数尤度を l とすると，次に今入っていない変数を選び，その変数を追加したときの対数尤度 l^* を求め，$X^2 = 2(l - l^*)$ が C 以下なら不要，以上なら必要とする．除去するときの C (F-to-remove) と入れるときの C (F-to-enter) とがまったく同じ値だと，出たり入ったりを無限に繰り返す事態が起こり得るので，例えば F-to-remove＝3.9 ＜F-to-enter＝4.0 とする．C の代わりに p 値そのものを指定することもある．そのときは例えば p-to-remove＝0.06＞p-to-enter＝0.05 とする．一度に複数の変数の出し入れをするときは，自由度＝変数の数 の χ^2 分布の％点を用いる．変数選択規準にいわゆるゴールドスタンダードがあるわけではないが (Brown, 1998)，最終のモデルに含まれる変数は原則有意なものに限ることが勧められる (Matthews, 1998)．

　以上の手順を具体例で解説する．長崎市に原爆が投下されたときに，爆心から 2000 m 以内で被爆し，推定被曝線量 1rad 以上で，研究観察開始時 (1970 年 1 月 1 日) 年齢が 30 歳以上で 70 歳以下の男性 1401 人を対象としたコホート調査データを用いる．18 年間の観察期間中に 129 人が癌で死亡した．癌以外の死因 (競合リスク) による死亡はセンサーとした (この扱いの正当性は 6 章で解説する)．危険因子である被曝線量 DOSE＝推定線量/100, と交絡因子である年齢 AGE，を解析に用いた．被曝線量の影響は線形とは限らないので，DOSE の自然対数 LD も用意した．

表 3.3 原爆被曝データの Cox 解析

(a) 基礎統計量

変数	最小値	最大値	平均	SD
DOSE	2.0	517.0	144.45	120.19
AGE	30.0	69.0	46.445	11.122
LD	0.6931	6.2480	4.5077	1.0856

総数	死亡	センサー
1401	129	1272

(b) **STEP NUMBER 0** モデルに変数は一つも入っていない
(変数ごとの除去また追加の統計量)

変数	追加の χ^2	除去の χ^2	p 値	対数尤度
DOSE	8.13		0.0044	-898.2877
AGE	100.04		0.0000	-852.3317
LD	9.10		0.0025	-897.7987

(c) **STEP NUMBER 1** AGE が入る

対数尤度 $=-852.3317$
χ^2 値の上昇 $(2*(LN(MPLR)))=100.04$ DF$=1$ $p=0.0000$
モデル全体での $\chi^2=110.99$ DF$=1$ $p=0.0000$

変数	係数	SE	係数/SE	EXP (係数)
AGE	0.0796	0.0082	9.6746	1.0829

(変数ごとの除去また追加の統計量)

変数	追加の χ^2	除去の χ^2	p 値	対数尤度
DOSE	4.43		0.0353	-850.1172
AGE		100.04	0.0000	-902.3510
LD	5.77		0.0163	-849.4478

(d) **STEP NUMBER 2** LD が入る

対数尤度 $=-849.4478$
χ^2 値の上昇 $(2*(LN(MPLR)))=5.77$ DF$=1$ $p=0.0163$
モデル全体での $\chi^2=113.51$ DF$=2$ $p=0.0000$

変数	係数	SE	係数/SE	EXP (係数)
AGE	0.0795	0.0083	9.5601	1.0828
LD	0.2021	0.0867	2.3312	1.2240

(変数ごとの除去また追加の統計量)

変数	追加の χ^2	除去の χ^2	p 値	対数尤度
DOSE	0.00		0.9564	-849.4463
AGE		96.70	0.0000	-897.7987
LD		5.77	0.0163	-852.3317

統計ソフトの出力を編集した結果を表3.3に示す．まず各変数の基本統計量，症例数，死亡例数，センサー数が示されている．STEP NUMBER 0 では各変数ごとに，その変数のみを追加したときの「対数尤度」，尤度比検定による「追加の χ^2 値」と「p 値」が示されている．AGE が最初に入れるべき変数であることがわかる．STEP NUMBER 1 では，AGE を組みこんだ現在の対数尤度と検定統計量の繰り返しの表示に加えて，スコアー検定統計量が「モデル全体での χ^2」として示されている．さらに回帰係数と標準誤差 (SE)，Wald 検定統計量 (係数/SE) および年齢1歳当たりの相対ハザード (EXP (係数)) が示されている．また，次に入れる候補である DOSE と LD を追加した場合の χ^2 値と p 値，それと対数尤度の値が示されている．LD が追加すべき変数であることがわかる．STEP NUMBER 2 では LD に関する情報の繰り返しに加えて，AGE と LD の回帰係数がともに0という帰無仮説のスコアー検定統計量 (モデル全体での $\chi^2=113.51$，DF$=2$) とその p 値 ($p=0.0000$) が示されている．AGE と LD をハザードモデルに同時に組み込んだときのそれぞれの回帰係数，標準誤差等の情報が次に出力されている．最後に，2つの変数が入った後では，DOSE を追加することによる尤度の向上はほとんど0であることが示されている．ここで計算が終了した．結論として，用意された変数では $0.0795\,\mathrm{AGE}+0.2021\,\mathrm{LD}$ が最適のハザードモデルである．

3.6 時間依存型共変量

通常 Cox モデルで用いられる共変量は，観察開始時 (ベースライン) の値とされる．これを強調するときには定数型共変量 (fixed covariate) ということもある．例えば観察開始時の年齢 AGE が30ならば，その個体のハザードは観察期間を通じて AGE$=30$ として計算される．t 年後のハザードの計算に実年齢 $(30+t)$ を用いたとしても，部分尤度のスコアー (式 (3.14)) に代入すれば t は相殺されるので結果に影響のないことがわかる．一方血圧 (変数名を BP とする) のように個体ごとに変動する値でも，観察開始時の値を用いることが多い．観察開始時の値が BP$=160$ とすると観察期間を通じて BP$=160$ の値をハザードの計算に用いる．解析結果は「観察開始時に BP$=160$ の人の観

察期間中の相対リスク」という解釈を与える．もし t 年後のハザードの計算に
そのときの BP の値を用いると，明らかに結果は異なり，その解釈は明快では
ない．年齢とともに心疾患リスクが高まると，BP の値も高くなる傾向がある
ので，その BP の値は原因というよりも代理変数 (surrogate variable) の性質
を有する．疫学でいうところの，「原因から結果にいたる中間の変数 (interme-
diate variable)」になるので，その変数を解析に用いることは特別な場合を除
いて原則避けるべきである．典型的な時間依存型変数として，累積量 (変数の値
を時間で積分した値) があるが，これにはいくつかの異なる状況が考えられる．

1) 量反応効果実験型：マウスをいくつかの群に分けて，各群に異なる一定
    量のガンマ線を長期にわたり毎週照射して，発癌効果を調べる目的の実験
    を行った．⇒ 群間の違いに興味があるので，毎回照射する一定量を各群
    の個体の共変量とすれば目的は達成される．

2) 大域環境変数型：窒素酸化物 (NO_x) の呼吸器疾患への影響を調べるた
    めに，いくつかの地点で NO_x 量を毎日測定した．⇒ 観察期間は各地点で
    等しいので，各地点での平均 NO_x 量が適当といえる．

3) 局所環境変数型：放射線技術者における被曝線量と健康状態の関係を調
    べるために，フィルムバッジを衣服に装着してもらい，定期的に被曝総線
    量を測定した．⇒ 業務内容が観察期間を通じて一定しているなら，各人
    の 1 年当たり平均被曝線量が適当であろう．被曝総線量は健康で長く働い
    た人ほど大きな値になるので，被曝線量の多いほど健康という関係が導か
    れる．その不都合を何らかの工夫により調整しないかぎり不適である．

4) フィードバック型：ある薬剤の治療効果を調べるために，対象の疾患を
    有する患者に来院のたびに，一定量を処方した．⇒ これは 3) と似ている
    が根本的に異なるのは，来院は個人の意志に依存している点である．調子
    がよいと来ないかも知れないし，健康に留意している患者は頻繁に来るか
    も知れない．したがって，平均投与量は疫学でいう中間変数に当たる可能
    性がある．この場合の薬剤の効果を調べるには，患者の背景因子も来院の
    たびに調査し，適当な仮定のもとに解析のための生物統計モデルを構成す
    る必要がある．

一般に時間依存型変数の取り扱いには，統計学以外の分野の知識が必要なこ

とが多い．しかし，統計解析においてはデータ収集者でも充分な知識を有しないことがあるので，決定的判断のできないこともある．そのときには，様々な仮説を検討しながら探索的な解析を行うことになる．

3.7　交互作用効果

　興味ある変数の効果が他のある変数の値に強く依存することもある．例えば男性にはよく効くが女性には効かないという治療もある．また原爆被爆生存者における被曝線量に応じた発癌効果は男性で顕著に高い．これは男女の免疫力の違いとされている．このような現象を交互作用効果 (interaction) または簡単に交互効果と呼ぶ．交互効果を推定するには，交互効果変数を定義する必要がある．例えば，性別 (SEX) と被曝線量の影響に交互効果が期待されるときには，性別と対数線量をかけ算して得られる変数 SEXLD＝SEX×LD を定義し，次のハザードモデル

$$\log \lambda(t|z)=\lambda_0(t)+\beta_a\mathrm{AGE}+\beta_s\mathrm{SEX}+\beta_d\mathrm{LD}+\beta_{sd}\mathrm{SEXLD}$$

を用いて Cox 解析する．年齢 (AGE)，性別 (SEX)，対数線量 (LD) そして交互効果 (SEXLD) を共変量としたステップワイズ解析の結果を表 3.4 に示す．最終ステップをみると，交互効果は有意でないので，男女間で異なる量反応効果があるという証拠は得られなかった．LD の係数は男性だけのときよりも小さいので，女性に量反応効果があったとしても，男性より小さいことが示唆される．実際女性だけでは回帰係数は有意ではなかった．しかし例数が増えたため，SD は小さくなり (0.0867 → 0.0640)，有意度も高まっている (0.0163 → 0.0081).

　頻繁にある質問「交互効果 (SEXLD の係数) は有意になったが，主効果 (上の場合 SEX および LD) の一方が有意にならなかったときには，最終のモデルに主効果は入れなくてもよいのか？」に対する常に正しい解答はもちろんないが，一般には，主効果も交互効果も含めた尤度比検定が有意なら，主効果も最終モデルに含めることを勧める．統計学的論理ではそれで問題ないし，応用上もその方が自然なことが多い．

　次に臨床試験の例を紹介する．癌集学的治療研究財団は 1981 年から 1988 年

表 3.4 交互効果を含めた解析

(a) 基礎統計量

変数	最小値	最大値	平均	SD
AGE	30.0	69.0	46.59	10.47
SEX	1	2	1.6	0.5
LD	0.6931	5.992	4.371	1.102
SEXLD	0.6931	11.98	6.845	2.714

総数	死亡	センサー
3322	226	3096

(b) **STEP NUMBER 0**　モデルに変数は一つも入っていない

(変数ごとの除去また追加の統計量)

変数	追加の χ^2	除去の χ^2	p 値	対数尤度
AGE	149.21		0.0000	-1712.3105
SEX	26.88		0.0000	-1773.4747
LD	6.65		0.0099	-1783.5892
SEXLD	9.29		0.0023	-1782.2676

(c) **STEP NUMBER 1**　AGE が入る

対数尤度 $=-1712.3105$
χ^2 値の上昇 $(2*(LN(MPLR)))=149.21$　DF$=1$　$p=0.0000$
モデル全体での $\chi^2=163.28$　DF$=1$　$p=0.0000$

変数	係数	SE	係数/SE	EXP (係数)
AGE	0.0774	0.0065	11.9698	1.0805

(変数ごとの除去また追加の統計量)

変数	追加の χ^2	除去の χ^2	p 値	対数尤度
AGE		149.21	0.0000	-1786.9141
SEX	28.39		0.0000	-1698.1179
LD	13.56		0.0002	-1705.5306
SEXLD	5.31		0.0212	-1709.6542

(d) **STEP NUMBER 2**　SEX が入る

対数尤度 $=-1698.1179$
χ^2 値の上昇 $(2*(LN(MPLR)))=28.39$　DF$=1$　$p=0.0000$
モデル全体での $\chi^2=198.34$　DF$=2$　$p=0.0000$

変数	係数	SE	係数/SE	EXP (係数)
AGE	0.0765	0.0064	12.0140	1.0795
SEX	-0.7126	0.1346	-5.2943	0.4904

(変数ごとの除去また追加の統計量)

変数	追加の χ^2	除去の χ^2	p 値	対数尤度
AGE		150.71	0.0000	-1773.4747
SEX		28.39	0.0000	-1712.3105
LD	7.02		0.0081	-1694.6074
SEXLD	5.46		0.0195	-1695.3893

3.7 交互作用効果

(e) **STEP NUMBER 3** LD が入る

対数尤度＝−1694.6074

χ^2 値の上昇 $(2*(\text{LN}(\text{MPLR})))=7.02$　DF＝1　$p=0.0081$

モデル全体での $\chi^2=204.15$　DF＝3　$p=0.0000$

変数	係数	SE	係数/SE	EXP（係数）
AGE	0.0780	0.0064	12.1184	1.0812
SEX	−0.6391	0.1376	−4.6459	0.5278
LD	0.1669	0.0640	2.6077	1.1816

（変数ごとの除去また追加の統計量）

変数	追加の χ^2	除去の χ^2	p 値	対数尤度
AGE		153.41	0.0000	−1771.3132
SEX		21.85	0.0000	−1705.5306
LD		7.02	0.0081	−1698.1179
SEXLD	0.30		0.5855	−1694.4587

にかけて，数種の免疫化学療法の無作為化比較臨床試験を，全国266の病院の胃癌患者6227名を対象として実施した（井口，1992）．24の計測された予後因子のうち，臨床上特に重要な癌の進行度を示す指標であるステージ分類（STG）と癌の形態を示す因子であるBorrmann分類（BORR）[*1] に年齢（AGE）を加えた3変数とそれらの2次交互効果変数 STG×BORR，STG×AGE，BORR×AGE と3次交互効果 STG×BORR×AGE を共変量としたステップワイズ Cox 回帰法の結果を表3.5に示す．3つの主効果と3つの2次交互効果変数はすべて選択されたが，3次交互効果の寄与はほとんど0であった．最後の列は回帰係数を示す．その係数を用いて各症例の対数ハザードを計算した結果を表3.6に示す．計算式は

$$0.83\,\text{STG}+0.71\,\text{BORR}+0.922\,\text{AGE}-0.19\,\text{STG}\times\text{AGE}$$
$$-0.114\,\text{BORR}\times\text{AGE}-0.098\,\text{STG}\times\text{BORR}$$

で，STG＝BORR＝AGE＝0（最も予後のよい症例）を規準とした対数相対ハザードを示す．STG＝BORR＝0，AGE＝1 の値は 0.92 なので，STG＝BORR＝0 の症例における年齢の効果は 0.92−0.00＝0.92 とかなり大きい．一方，STG＝BORR＝3（最も予後の悪い症例）での年齢の効果は 3.75−3.74＝

[*1] 組織学的深達度と組織学的リンパ節転移度との組み合わせにより，ステージ分類(0,1,2,3)を定義した．またBorrmann分類7タイプのうちタイプ1,2,5は同様の生存時間分布を示すので，1つにまとめて4分類を定義した．年齢は60未満を0，60以上を1とした．

表 3.5 ステージ (STG)，ボールマン分類 (BORR)，手術時年齢 (AGE) および
それらの交互作用を共変量とするステップワイズ Cox 回帰解析の結果

変数名	変数追加の χ^2 値	変数除去の χ^2 値	p 値	推定係数 (標準誤差)
STG	219.32		0.000	0.830 (0.058)
BORR	110.38		0.000	0.710 (0.068)
AGE	54.77		0.000	0.922 (0.126)
STG×AGE	19.12		0.000	-0.190 (0.043)
BORR×AGE	4.00		0.045	-0.114 (0.057)
STG×BORR	12.64		0.000	-0.098 (0.027)
STG×BORR×AGE		0.00	0.978	

2 つの変数の交互作用は有意．3 つの変数の交互作用独自の寄与は実質的に 0．

表 3.6 3 つの因子を層別因子として得られる各層の対数ハザード前表の係数に基づき計算された．

STG	BORR	AGE	対数ハザード	症例数 (%)	STG	BORR	AGE	対数ハザード	症例数 (%)
0	0	0	0.00	3.8	2	0	0	1.66	0.1
0	0	1	0.92	2.1	2	0	1	2.20	0.1
0	1	0	0.71	6.1	2	1	0	2.17	5.4
0	1	1	1.52	5.7	2	1	1	2.60	5.7
0	2	0	1.42	2.6	2	2	0	2.69	6.8
0	2	1	2.11	2.2	2	2	1	3.00	6.0
0	3	0	2.13	0.2	2	3	0	3.20	1.8
0	3	1	2.71	0.1	2	3	1	3.40	1.4
1	0	0	0.83	0.6	3	0	0	2.49	0.0
1	0	1	1.56	0.2	3	0	1	2.84	0.0
1	1	0	1.44	7.0	3	1	0	2.91	3.3
1	1	1	2.06	6.6	3	1	1	3.14	2.7
1	2	0	2.05	6.0	3	2	0	3.32	6.9
1	2	1	2.56	3.9	3	2	1	3.44	5.3
1	3	0	2.67	1.6	3	3	0	3.74	3.2
1	3	1	3.05	0.6	3	3	1	3.75	2.0

0.01 とほとんど 0 である．これは臨床での経験とよく一致している．精密な解析が要求されるときは，交互効果変数を組み込んだモデルも検討することが重要である．

3.8 必要 sample size の計算法

生存時間をエンドポイントとした臨床試験での必要症例数は，厳密にいえば

様々な要因に依存する．主な要因として，患者の不均一性，多重比較，主解析 (primary analysis) と副解析 (secondary analysis)，治療効果，コンプライアンス，中間解析がある．最も重要な要因は「真の治療効果の大きさ」の予測値である．しかしながら，治療効果を知るために試験を計画することがほとんどなので，「期待される効果の大きさ」をもって代用することが通常行われている．例えば癌臨床試験では「生存率 50％を 60％に向上」する効果が一般に用いられている．具体的にその大きさを求めてみる．治療群は 1，対照群は 0 という値をとる共変量を z とし，比例ハザードモデル（式 (3.7)）を仮定すると，

$$\log S(t|z=1) = \exp(\beta) \log S(t|z=0)$$

が成り立つので，

$$\beta = \log\left(\frac{\log S(t|z=1)}{\log S(t|z=0)}\right)$$

となる．$S(t|z=1)=0.6$, $S(t|z=0)=0.5$ を代入すると，$\beta = -0.305$ を得る．このことからわかるように，比例ハザード性の仮定のもとでは「生存率 50％を 60％に向上」する薬効を観察するのに，対照群の生存率が 50％になるまで待つ必要はない．$\beta \leq -0.305$ を検証すればよい．

通常は患者は均一という仮定のもとで，必要症例数が決定される．これは解析も患者の均一性を仮定して行うことを意味しない．むしろ，不均一性に基づく検出力低下を，解析法の工夫によって防がねばならないことを意味する．いいかえると，与えられた症例と治療効果に適したハザードモデルを構成する必要がある．適したハザードモデルを構成できれば，患者は均一という仮定のもとでの検出力に近い検出力を期待できるからである（4 章ならびに 5 章で解説する）．ここでは，患者は均一で途中脱落はない（フォローアップ期間は一定）という仮定のもとでの，必要症例数算出法を解説する．モデルは

$$\lambda_T(t) = \theta \lambda_c(t)$$

と表される．λ_T, λ_c はそれぞれ治療群と対照群のハザード，θ は治療効果を示す正の数（上の例では $e^{-0.305}$）．両群に N 人ずつ割り付けられ，観察死亡総数は d 人であったとする．確率変数 δ_k を「k 番目の死亡が治療群からなら $\delta_k = 1$，対照群からなら $\delta_k = 0$」と定義する．$T_k = \delta_1 + \cdots + \delta_k$ は $k+1$ 番目の死亡の起こる直前の治療群における死亡数を示し，T_d は治療群の総死亡数を示す．

途中センサーはないものとする.

T_k と「$k+1$ 番目の死亡が正確に 1 例起きる」という条件が与えられたときの δ_{k+1} の条件付き確率は

$$p_{k+1}(\theta) = P(\delta_{k+1} = 1 \mid T_k, \theta)$$
$$= \frac{(N - T_k)\theta}{(N - T_k)\theta + N - k + T_k}$$
$$= \frac{\theta}{\theta + r_k}$$

$k = 0, 1, \cdots, d-1$, ただし $T_0 = 0$ とし, r_k は $k+1$ 番目の死亡の起こる直前の両群間での患者数の比を示す. したがって条件付き期待値 E と分散 V は

$$E(\delta_{k+1} \mid T_k, \theta) = p_{k+1}(\theta)$$
$$V(\delta_{k+1} \mid T_k, \theta) = p_{k+1}(\theta)\{1 - p_{k+1}(\theta)\}$$

となる.

$$E_\theta = p_1(\theta) + \cdots + p_d(\theta)$$
$$V_\theta = p_1(\theta)\{1 - p_1(\theta)\} + \cdots + p_d(\theta)\{1 - p_d(\theta)\}$$

と定義すると,

$$Z_\theta = \frac{T_d - E_\theta}{\sqrt{V_\theta}}$$

は d が大きいと近似的に標準正規分布に従うことを 2 章で述べた. 帰無仮説 $H_0: \theta = 1$, 対立仮説 $H_1: \theta < 1$ の検定は, Z_θ に $\theta = 1$ を代入した統計量

$$Z_1 = \frac{T_d - E_1}{\sqrt{V_1}}$$

が -1.96 より小さいかどうかで判定される. この検定での検出力は $|r_k - \sqrt{\theta}|$, $(k = 1, \cdots, d-1)$, が大きくなるにつれて減少するという性質がある (Akazawa $et\ al.$, 1997). しかし実際には薬効はあまり大きくないので r_k はほぼ一定して 1 に近い値であり, 検出力低下は無視できる程度である. したがって, 通常 $r_k \equiv 1$ として検出力を計算する (Freedman, 1982). また, $p_k(\theta)\{1 - p_k(\theta)\}$ $\fallingdotseq 1/4$ なので, $V_\theta \equiv d/4$ が近似的に成立する. これらを代入して,

$$Z_1 = Z_1 - Z_\theta + Z_\theta$$
$$= Z_\theta + \frac{2(E_\theta - E_1)}{\sqrt{d}} = Z_\theta + \frac{2d\left(\dfrac{\theta}{\theta + 1} - \dfrac{1}{2}\right)}{\sqrt{d}}$$

$$= Z_\theta - \frac{\sqrt{d}(1-\theta)}{1+\theta}$$

となる．$Z_\theta \sim N(0, 1)$ であるから，検出力は

$$\Pr\{Z_1 < -1.96\} = \Pr\left\{Z < \frac{\sqrt{d}(1-\theta)}{1+\theta} - 1.96\right\}, \quad Z \sim N(0, 1)$$

で近似される．この式を用いて $\theta = e^{-0.305} = 0.7371$ のときに検出力 80% になる死亡数を d とすると，$\Pr\{Z < 0.8416\} = 0.8$ であるから，方程式

$$0.8416 = \frac{\sqrt{d}(1-0.7371)}{1+0.7371} - 1.96$$

を解いて $d = 342$ となる．シミュレーションによるとこれはほぼ正確な値である．両群に同数 N の症例を割り付け，観察期間内に対照群 50%，治療群 40% が死亡するならば，

$$0.5N + 0.4N = 342$$

を解いて $N = 380$ をうる．したがって，760 が必要症例数となる．観察期間が短く死亡数が半分に見込まれるときは，観察死亡数を 342 にするために，必要症例数は倍の 1420 となる．

コンプライアンスは確かに薬効の大きさに影響を与えるはずであるが，仮定される薬効がこのように憶測の域を出ない以上，予測されるコンプライアンスに応じた薬効減少を調整することは現実的ではない．むしろ「生存率 50% を 60% に向上」はコンプライアンスも考慮した薬効と仮定するほうが現実的である．

最近の臨床試験では，中間解析が倫理的な理由から実施される傾向にある．観察途中で一方の治療法が他方よりも優れていることが明らかになった場合に，その時点で結論を出し，他方の治療を受けた患者にその優れた治療を施すことを可能にするためである．しかし中間解析を厳格に数学的に扱うと，条件付き検定を数回施すことを考慮した上での p 値を 0.05 にするために，面倒な計算が要求されるばかりでなく，検出力低下も著しいので，極端に必要症例が増加する．このため，最近の主要医学文献をみると，中間解析を行うときは，有意水準の p 値を半分にする便法がとられている．中間解析はそれ全体で 1 つの検定，観察終了後に実施される通常の主解析も 1 つの独立した検定とみなすのである．通常は $p = 0.05$ なので，半分の $p = 0.025$ とする．

主解析と副解析は独立した検定とみなして，それぞれに独立した有意水準を設けるので，通常は主解析での症例数を求めればよい．

最後に多重比較についても，様々な有意水準算出法があるが，

$$設定する p 値＝\frac{名目上の p 値}{実施する検定の数}$$

とする，Bonferroni による算出法が実用的である．名目上の p 値は通常 0.05 なので，実施する検定の数が 4 ならば，設定する p 値は 0.0125 となる．なお共変量の分布と効果，途中センサーも考慮した検出力の推定を行うためのシミュレーションプログラムも多く開発されている (Akazawa *et al.*, 1991)．

練習問題

[**問題 3.1**]　弾倉が 10 ある拳銃が 2 丁ある．一方には 1 つの弾丸が，別のには 2 つの弾丸が込められている．これらを用いて以下の変形ロシアンルーレットを行う．両者が同時に発射して，一方が実弾を発射したらゲームは終わりとする．同時に実弾を発射することもあり得る．

（1）　1 発目の死亡確率の比（大/小）はいくつか．

（2）　2 発目以後で両者ともに生存しているという条件のもとでのハザードの比を求めよ．

（3）　比例ハザードモデルに従っているか．従っているとしたら，対数ハザード比はいくつか．

（4）　対数ハザード比が約 0.3（ハザード比は 1.35）になるような変形ロシアンルーレットを構成せよ．弾倉はいくらでも大きくできると仮定する．

（5）　治療効果が対数ハザードを 0.3 減じるという意味を，変形ロシアンルーレットを用いて示せ．

（6）　対数ハザード比が近似的に 0，3，5 となる変形ロシアンルーレットを構成せよ．

[**問題 3.2**]　式 (3.14) を成分表示すると，

$$U(\boldsymbol{\beta})_k = \frac{\partial l(\boldsymbol{\beta})}{\partial \beta_k} = \sum_i \left\{ z_{(i)k} - \frac{\sum_{j \in R_i} z_{jk} \exp(\boldsymbol{\beta}^{\mathrm{T}} z_j)}{\sum_{j \in R_i} \exp(\boldsymbol{\beta}^{\mathrm{T}} z_j)} \right\}$$

となる．これを定義から導け．

[**問題 3.3**]　式 (3.16) において，$\beta=0$ のときの q_i を求めよ．

[**問題 3.4**]　式 (3.6) を用いて得た β の推定値を $\hat{\beta}$ とする．共変量 z の代わりに $z-c$（ただし c は定数）を用いると係数の推定値に影響はあるか．また z/c を用いたら z の相対リスクの推定に影響を与えるか．

[**問題 3.5**]　Cox モデルの共変量として，健康状態を示すパフォーマンスステータス (z_1)，外科手術の有無 (z_2)，術後治療法の違いを示す (z_3) の 3 つがあるとする．z_1 の効果を調整したときの z_2 と z_3 の合同の効果を検定する方法を述べよ．

[**問題 3.6**]　共変量 z は 3 つの名目値（赤，白，青のように，値に大小関係がない変数）a, b, c のどれか 1 つの値をとるとする．$a=1, b=2, c=3$ とコード化して βz を用いるのは明らかに誤りである．そこでダミー変数 A, B を $A=I(z=a)$，$B=I(z=b)$ と定義したとする．A は $z=a$ のときのみ 1 で，それ以外では 0．B は $z=b$ のときのみ 1 で，それ以外では 0．$z=c$ のときは A，B ともに 0 となる．Cox モデル $\lambda(t|z)=\lambda_0(t)\exp(\beta_a A+\beta_b B)$ を用いるとする．

（1）　a と c の効果の違いを検定するにはどうすればよいか．

（2）　b と c の効果の違いを検定するにはどうすればよいか．

（3）　z の効果を検定するにはどうすればよいか（分散分析に相当する）．

（4）　a と b の効果の違いを検定するにはどうすればよいか．

　注意：多重比較の問題は考えないことにする．

[**問題 3.7**]　前問で考察した共変量 z 以外に連続値をとる共変量 x があるとする．x の効果を調整した上での a と c の効果の違いを検定する方法を述べよ．また x の効果を調整した上での z の効果を検定する方法を述べよ（共分散分析に相当する）．

4

比例ハザード性の検証と拡張

4.1　ま　え　が　き

この章では比例ハザード性をもたない変数を検出する方法，およびそのような変数を Cox 回帰法で用いる方法を扱う．この記述が矛盾を含んでいるように感じる読者のために，今までの話を簡潔にまとめてみる．統計学でいうモデルとはデータに付随した知識や情報を有効に用いるための仮定といえる．ハザード（標準化瞬間死亡率）とは，ある調査時点で生きている人が次の調査時点までに死ぬ確率をその間の経過時間で割って求める．今生きている個体が「これからの 1 分間に死ぬ確率が 0.001」と「これからの 10 分間に死ぬ確率が 0.01」とはハザードに変換すれば同じ値 0.001/分になる．比例ハザードモデル式 (3.2) では，ある調査対象集団における個人のハザードはその集団に共通したベースラインハザード関数 $\lambda_0(t)$ と個人に固有の値 $r(z)$ の積になることを仮定した．いいかえると，「その集団における任意の 2 人のハザードの比は経過時間によらず一定」ということである．例えば 2 人の患者がいて，観察開始時での 2 人のハザード比が 2 としたら，生きている間は観察期間を通して 2，という仮定である．それぞれの患者のハザード自体は調査時点ごとに変わり得るが，2 人のハザードの比は一定というわけである．さらに個人間のハザードの違いは共変量 z の値の違いで表されると仮定される．以上が成立するとき，共変量 z は比例ハザード性を満たすといわれる．強い仮定であるが，実際に多くの変数がそれを満たすことも確認されている．例えば成人における男性と

女性の死亡率の比はいずれの年齢でもほぼ一定なので(図3.2),性別はCox
モデルの仮定を満たす共変量といえる.

一方対数線形性式(3.5)は,共変量が連続であろうが離散であろうが,また
いくつあろうが,それらの重み付きの和がトータルのハザードになるという仮
定である.通常のCox回帰法は,比例ハザード性と対数線形性をもつ共変量
の解析に,部分尤度を用いる方法である.比例ハザード性または対数線形性を
もたない共変量はそのままでは通常のCox回帰法には組み込めない.しかし
ながら,特別な工夫によりそのような共変量でもCox回帰法で正しく解析で
きることがある.本章では共変量の特性に応じたCox回帰法への組み込み方
を扱う.

比例ハザード性の検証には大きく分けて,データのグラフ化とモデル検定法
とがある.検定という手法を用いるのはむしろ最終段階でのモデル選択におい
てであり,まずデータをグラフ化して全体像を確認することが重要である.グ
ラフ化において最も有効とされているものは,式(3.8)または式(3.9)を用い
たlog-logプロット法である.

4.2　log-logプロットと層別

3.7節の臨床試験データへのモデル適合性を検討する.STG,BORR,
AGEの3変数から算出された対数ハザードは0から3.75までに分布してい
る.このハザードの値を用いて,患者を以下の4群に分類する:G1={対数ハ
ザード<1},G2={1<対数ハザード<2},G3={2<対数ハザード<3}そして
G4={対数ハザード>3}.ハザードの推定値は共変量の値を用いているので,
共変量の値の組み合わせで患者を4群に分けたことになる.4群の生存率曲線
$S_i(t)$($i=1,2,3,4$)をKM法(2章)で求め,その$\log\{-\log S_i(t)\}$の値を図
4.1に示した(BMDP1Lの出力).これはlog-logプロットまたは対数累積ハ
ザードプロット等と呼ばれる.さて,もし対数ハザードの推定値としてでたら
めな数(例えば乱数)を与えていたとすると,4曲線は区別がつかないほど接
近するであろう.したがって,4曲線が明確に分離していることはハザードの
推定式がある程度適切であることを示唆する.式(3.8)によれば,4群が比例

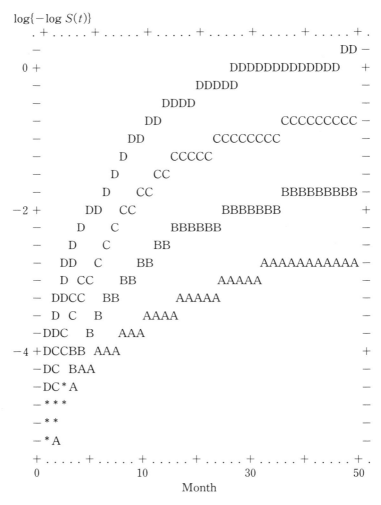

図 4.1 表 3.6 の対数ハザードの値で 4 群に分類し，群毎に KM 曲線を求めて，その log-log プロットを示す．

ハザード性を満たす関係にあるときは，その 4 つの曲線は時間にかかわらず定数だけずれているはずである．実際，図 4.1 はそのような関係を示しており，4 群が比例ハザード性を満たす関係にあることが示唆される．さらに G1, G2, G3, G4 の平均対数相対ハザードはそれぞれ 0.5, 1.5, 2.5, 3.5 程度なので，隣接

する曲線は約1だけ離れているはずであるが，実際そうなっている（当然ながら，それらの KM 曲線を算出するのに Cox 解析で得たハザードの値はまったく用いていない）．これらのことは，データ自体が比例ハザード性を満たしており，ハザードの推定式が妥当であることを示唆する（このことはしかし，よりよいハザード推定値のあり得ることを否定するものではない）．一方，もしそれらの曲線が交差したり，極端に接近したりしているときは，比例ハザード性またはハザード推定値の正当性を疑う根拠となる．

　特定の変数についての比例ハザード性を検証するときには，その変数（仮に x とする）で層別された，層別比例ハザードモデルを用いる．

$$\lambda_j(t\,;\,z)=\lambda_{0j}(t)\exp(\boldsymbol{\beta}^{\mathrm{T}}\boldsymbol{z}), \quad j=1,\cdots,m \tag{4.1}$$

m は x の値による層の数を示す．形は式 (6.30) に似ているが，回帰係数が層によらない点が異なる．ベースライン関数は異なっても，同じ相対リスク関数 $\exp\{\boldsymbol{\beta}^{\mathrm{T}}\boldsymbol{z}\}$ の比例ハザードモデルに従うという仮定である．層ごとに求めた部分尤度の積を最大にする値を回帰係数 $\boldsymbol{\beta}$ の最尤推定値とする．回帰係数 $\boldsymbol{\beta}$ が得られたら，層ごとに生存率関数

$$\hat{S}_{0j}(t), \quad j=1,\cdots,m$$

を (3.17) により求める．こうして得られた m 個の生存率関数の log-log プロット（すなわち対数累積ハザード）を求める．もしその変数が比例ハザードモデルに従うのなら，式 (3.8) または式 (3.9) によりその曲線間の違いは時間によらずほぼ一定のはずである．

　例として，被爆生存者のデータにおいて，変数 SEX の比例ハザード性を検証してみる．表 4.1 は SEX を層別変数，AGE と LD を共変量とした層別 Cox 回帰の結果である．ここでは共変量の値を AGE＝60，LD＝2 と指定したが，もちろん他の値でもまったく構わない．log-log プロットをみると，2 曲線は死亡数が充分蓄積された 3 年目あたりから，ほぼ定数の違いで推移している．これは SEX が比例ハザード性を有することを示唆する．SEX に比例ハザード性を仮定しハザードモデルに組み込んだときの結果を表 4.2 に示す．表 4.1 と比較すると，AGE と LD の係数は両者の結果でほとんど変わらない．しかし表 4.2 では SEX が有意な変数として回帰係数の値も求まっている．

表4.1 層別による比例ハザード性の検証

	総数	死亡	センサー
男	1401	129	1272
女	1921	97	1824
合計	3322	226	3096

対数尤度＝－1540.4612
モデル全体での $\chi^2=169.20$　DF＝2　$p=0.0000$

変数	係数	SE	係数/SE	EXP（係数）
AGE	0.0781	0.0064	12.1211	1.0812
LD	0.1675	0.0640	2.6178	1.1824

層別

変数	AGE	LD
SEX	60	2

LOG MINUS LOG SURVIVOR FUNCTION

```
  .+.....+.....+.....+.....+.....+.....+.....+.....
-2 +                                                   +
 −
 −                                          AAA        −
 −                                       AAAA
 −                                   AAAAA      BB     −
 −                             AAA        BBBBB        −
 −                       AAAA         BBB              −
 −                    AAA        BBBB                  −
-4 +          AAA         BBB                          +
 −           AA         BB                             −
 −         A          BB                               −
 −        AA      BBB                                  −
 −       A     BB                                      −
 −       A    B                                        −
 −     AA  BBB                                         −
 −     A B                                             −
-6 +   A  B                                            +
 −   ABB                                               −
 −   *B                                                −
  .+.....+.....+.....+.....+.....+.....+.....+.....
   0.          3.          9.          15    YEAR
```

4.3 Time 関数を利用した適合度検定 63

表 4.2 層別変数を共変量に加えた結果

対数尤度 $=-1694.6074$

χ^2 値の上昇 $(2*(\text{LN(MPLR)}))=153.41$ DF$=1$ $p=0.0000$

モデル全体での $\chi^2=204.15$ DF$=3$ $p=0.0000$

変数	係数	SE	係数/SE	EXP（係数）
AGE	0.0780	0.0064	12.1184	1.0812
SEX	-0.6391	0.1376	-4.6459	0.5278
LD	0.1669	0.0640	2.6077	1.1816

4.3 Time 関数を利用した適合度検定

比例ハザード性の検定には大きく分けて 2 通りの考え方がある．1 つはモデル全体としての検定で特に対立仮説を指定しないオムニバス的なものである．例えば予測値と実測値の比較をもとに χ^2 検定を行うことや，観測情報量の 2 通りの推定値の異なりの分布を利用したりする方法である．この方法の問題点は計算が大変なこと，小標本での近似の精度がモデルごとに大きく異なること，不適合という結果を得たとしてもどこがどう悪いのかまでは特定が困難なことである．このため応用上はあまり用いられない傾向にある．別の方法は，特定の対立仮説を検定するもので，この方が結果の解釈が容易で対策も明確なので，応用上はこちらの方が推奨される (Andersen *et al.*, 1993)．最もよく用いられるのは検証したい変数と時間変数 t の関数の積を用いた拡張比例ハザードモデルを構成し，Cox 回帰法で検定する方法である．

例として被爆生存者のデータで変数 AGE の比例ハザード性を検証してみる．表 4.3 は時間依存変数 $\text{TAGE}=\text{AGE}\times(\log(t)-1.4)$（ただし 1.4 は $\log(t)$ の平均値に近い値）を定義し，ステップワイズ Cox 回帰法で解析した結果である（必ずしも平均値を引く必要はないが，一般に引いておいた方が精度の落ちる危険が減る）．STEP0 は SEX と LD をモデルに組み込んだ後の，AGE と TAGE それぞれの追加の χ^2 値，尤度比検定に基づく p 値そして対数尤度を示している．AGE の χ^2 値 (153.41) は TAGE (90.27) のよりもはるかに大きい．これは AGE の方がよくデータに適合することを示している．次に STEP1 の結果をみると，AGE がモデルに組み込まれた後の TAGE の χ^2 値 (0.11) は小さく，これは TAGE が追加すべき情報をもたないことを示してい

4 比例ハザード性の検証と拡張

表 4.3 時間依存変数による比例ハザード性の検証

新変数定義：TAGE＝AGE＊(LN(TIME)−1.4)

共変量：AGE, SEX, LD, TAGE

(a) **STEP NUMBER 0** SEX と LD が入っている

対数尤度＝−1771.3132

モデル全体での χ^2＝31.80　DF＝2　p＝0.0000

変数	係数	SE	係数/SE	EXP（係数）
SEX	−0.6648	0.1351	−4.9223	0.5144
LD	0.1286	0.0626	2.0544	1.1372

（変数ごとの除去また追加の統計量）

変数	追加の χ^2	除去の χ^2	p 値	対数尤度
AGE	153.41		0.0000	−1694.6074
SEX		24.55	0.0000	−1783.5892
LD		4.32	0.0376	−1773.4747
TAGE	90.27		0.0000	−1726.1766

(b) **STEP NUMBER 1** AGE が入る

対数尤度＝−1694.6074

χ^2 値の上昇 (2＊(LN(MPLR)))＝153.41　DF＝1　p＝0.0000

モデル全体での χ^2＝204.15　DF＝3　p＝0.0000

変数	係数	SE	係数/SE	EXP（係数）
AGE	0.0780	0.0064	12.1184	1.0812
SEX	−0.6391	0.1376	−4.6459	0.5278
LD	0.1669	0.0640	2.6077	1.1816

（変数ごとの除去また追加の統計量）

変数	追加の χ^2	除去の χ^2	p 値	対数尤度
AGE		153.41	0.0000	−1771.3132
SEX		21.85	0.0000	−1705.5306
LD		7.02	0.0081	−1698.1179
TAGE	0.11		0.7426	−1694.5535

る．以上の結果は年齢が比例ハザード性を満たすとしてよい根拠を与える．

　次に，LD の比例ハザード性を同様の方法で検証してみる．表 4.4 は時間依存変数 TLD＝LD×(log(t)−1.4) を定義し，ステップワイズ Cox 回帰法で解析した結果である．STEP2 で AGE と SEX をモデルに組み込んだ後の，LD と TLD の尤度比検定統計量をみると，TLD の χ^2 値 (8.61) は LD (7.02) のよりも大きい．これは TLD の方がデータへの適合度の高いことを示している．

　次に STEP3 の結果をみると，TLD がモデルに組み込まれた後の LD の χ^2

4.3 Time関数を利用した適合度検定

表 4.4 変数 LD の比例ハザード性の検証

新変数定義：TLD=LD＊(LN(TIME)−1.4)

共変量：AGE, SEX, LD, TLD

(a) **STEP NUMBER 2** AGE と SEX が入っている

変数	係数	SE	係数/SE	EXP（係数）
AGE	0.0765	0.0064	12.0140	1.0795
SEX	−0.7126	0.1346	−5.2943	0.4904

（変数ごとの除去また追加の統計量）

変数	追加の χ^2	除去の χ^2	p 値	対数尤度
AGE		150.71	0.0000	−1773.4747
SEX		28.39	0.0000	−1712.3105
LD	7.02		0.0081	−1694.6074
TLD	8.61		0.0033	−1693.8121

(b) **STEP NUMBER 3** TLD が入る

対数尤度＝−1693.8121

χ^2 値の上昇 (2＊(LN(MPLR))=8.61 DF=1 p=0.0033

モデル全体での χ^2=205.63 DF=3 p=0.0000

変数	係数	SE	係数/SE	EXP（係数）
AGE	0.0779	0.0064	12.1073	1.0810
SEX	−0.6482	0.1363	−4.7542	0.5230
TLD	0.1818	0.0633	2.8738	1.1994

（変数ごとの除去また追加の統計量）

変数	追加の χ^2	除去の χ^2	p 値	対数尤度
AGE		153.05	0.0000	−1770.3356
SEX		22.90	0.0000	−1705.2599
LD	0.32		0.5705	−1693.6512
TLD		8.61	0.0033	−1698.1179

値 (0.32) は小さく，もはや追加すべき情報をもたないことを示している．一方，表4.5 は AGE, SEX, LD をモデルに組み込んだ後の TLD の検定統計量 (3種類) を求めたものである．χ^2 値は 1.9 と有意ではないが，逆の場合 (0.32) よりもかなり大きい．これらの結果は LD の比例ハザード性を疑わせるものであり，さらに詳細な解析を要求している．これについては次節で扱う．

表 4.5 変数 LD の解析の続き

新変数定義：TLD＝LD＊(LN(TIME)−1.4)
共変量：AGE, SEX, LD, TLD
検定変数：TLD　統計量＝WALD，尤度比，SCORE
対数尤度＝−1693.6512
モデル全体での χ^2＝205.82　DF＝4　p＝0.0000

変数	係数	SE	係数/SE	EXP（係数）
AGE	0.0781	0.0064	12.1128	1.0812
SEX	−0.6385	0.1375	−4.6454	0.5281
LD	0.0568	0.1006	0.5646	1.0585
TLD	0.1385	0.0995	1.3918	1.1486

（検定結果）
TLD

STATISTIC	CHI-SQUARE	DF	p 値
尤度比	1.91	1	0.1667
SCORE	1.95	1	0.1630
WALD	1.94	1	0.1640

4.4　非線形性と折れ線ハザード

　Cox モデルは比例ハザード性以外に対数線形性（式 (3.5)）を仮定している．この仮定の意味を 3 章で扱った臨床試験の予後因子であるステージ分類 (STG) を例にとり解説する．STG には 0, 1, 2, 3 の 4 つの水準がある．0 と 1 の予後に及ぼす効果の違いは 1 と 2 の違いより大きいことがわかっている．ところが通常の Cox 回帰モデルはこの違いを無視し，0 と 1 の違いも 1 と 2 の違いも同じであると仮定し，さらに 0 と 2 の効果の違いも，1 と 3 の効果の違いも 0 と 1 の違いの 2 倍と仮定する．この仮定は限られた範囲でしか成立しないのは明らかである．臨床検査値のように，正常 (0)，境界 (1)，異常 (2) というコード化をする場合には特にその影響は非線形なことが予想される．しかし非線形モデルを用いるべきことがわかったとしても，最適なモデルの発見と検証は困難である．例えばスプライン (spline) モデルも提唱されているが，扱える変数は 1 つに限られたり，関数型も多項式に限られたりして，応用範囲は限られている．本節では離散変数に最適な非線形モデルである折れ線ハザードモデル (piecewise linear hazards model) の利用法を述べる．これを用いれば 0

表 4.6 KM 法による群ごとの対数相対リスク対数相対リスクの計算は式 (3.9) による．

群名	被曝線量	平均線量	最終生存率 S	$\log(-\log S)$	対数相対リスク	平均年齢
A	1〜25	17.77	0.9412	-2.8035	0.0000	44.0
B	26〜50	38.17	0.9117	-2.3811	0.4223	45.7
C	51〜150	84.37	0.8636	-1.9197	0.8837	47.7
D	151〜250	189.60	0.8820	-2.0749	0.7285	46.4
E	251〜400	295.00	0.8547	-1.8515	0.9520	47.7

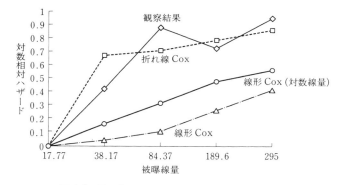

図 4.2 線形 Cox モデルと折れ線 Cox モデルの比較
◇──◇ は KM 曲線：表 4.1 参照
△─·─△ は年齢と線量を共変量とする通常の線形 Cox モデル：4.3 節参照
○──○ は線量の対数を用いた通常の線形 Cox モデル：3.6 節参照
□---□ は折れ線 Cox モデル：4.3 節参照

と 1 の効果の違いは 1 と 2 の違いより大きいこともデータから自動的に発見してそれに合ったモデルを構成する．

3 章で扱った原爆被爆生存者における被曝線量と癌による死亡率との関係を詳細に分析する．まず被曝線量を 100 で割った値（D＝推定線量/100）を計算し 0.25, 0.50, 1.5, 2.5 をカットポイントとした 5 群に分類した．対数被曝線量の方が適切という以前の結果に基づき高線量域は大きく分類した．各群はほぼ同じ標本数からなる．次に KM 法で各群の生存率を求めた．表 4.6 は平均線量，観察終了時での生存率，平均年齢，標本数を示す．群 C(51〜150 rads) は D(151〜250 rads) よりも生存率が低いが平均年齢も高い．KM 法は共変量を扱えないので，重要な因子である年齢の影響が調整されていないために生じた

不都合である．群間に比例ハザード性を仮定すると，式 (3.9) を用いて最終生存率から対数相対ハザード（$\log r$，対数線形性を仮定すれば βz）を計算できる（表 4.6）．最低線量群 A(17.77) を規準にした残りの 4 群の対数相対ハザード（表 4.6 では簡単に相対リスクと示されている）を図 4.2 の実線 —◇— に示す．線量群間での年齢構成のわずかな違いを無視しているため少し凸凹している．一方点線 –△– と –○– はそれぞれハザード関数に直線性を仮定した通常の線形 Cox モデルを当てはめた結果で，前者は年齢 AGE と線量 D を，後者は年齢 AGE と対数線量 LD を共変量に用いた．後者は 3.6 節で得た式 0.0795AGE＋0.2021LD の AGE に群の平均年齢，LD に対数平均線量の値を代入して得た．前者は 0.0793AGE＋0.1481D に同じく群ごとの平均値を代入して得た．ただし D の係数は有意ではない（$p=0.057$）．ともに著しく不適切であることがわかる．非線形な量反応曲線を示すデータに対数線形性を仮定した通常の Cox モデル（線形 Cox モデルと呼ぶ）を適用することは誤った結果を導く例である．そこで非線形な関係を扱える折れ線ハザードモデルの適用を検討する．

　折れ線ハザードモデルを用いるには，まず折曲点の候補を与える必要がある．医学データでは臨床経験に基づき離散化がなされた変数を扱うことが多い．既に離散化されているときはその値をそのまま使ってよいし，連続量の場合は任意に区切ってよいが，極端に標本数が少ない群が沢山できると多重共線性（multi-colinearity）のために計算の完了しないことがある．そのような結果になった場合には問題の区間を隣の区間に併合するのも解決策である．表 4.7 に線量と年齢（5 歳刻み）の群分けと，各群に対応した単純折れ線関数（折曲点が 1 つ）を示す．例えば〈A－50〉という関数は変数 A（年齢）が 50 以下では 0，50 以上では 45 度の直線

$$\langle A-50 \rangle = \mathrm{Max}\{0,\, A-50\}$$

を示す．他も同様である．こうしておけば，任意の折れ線関数はもとの変数と単純折れ線関数の線形関数で表現できる．もとの変数とすべての折れ線関数を共変量とした，ステップワイズ Cox 回帰法を適用した結果が表 4.7 の STEP0 から 8 までである．線量ではもとの変数と 0.25 での折れ線関数，年齢では 3 つの折れ線関数が選ばれた．結果の式は

4.4 非線形性と折れ線ハザード

表 4.7 折れ線 Cox 回帰法の出力

(a)

変数	最小値	最大値	平均値	SD
AGE	30.0000	69.0000	46.4454	11.1224
〈A-35〉	0.0000	34.0000	11.8158	10.6651
〈A-40〉	0.0000	29.0000	7.8944	9.6611
〈A-45〉	0.0000	24.0000	5.4197	7.7889
〈A-50〉	0.0000	19.0000	3.5046	5.7713
〈A-55〉	0.0000	14.0000	1.9365	3.8727
〈A-60〉	0.0000	9.0000	0.8373	2.1341
〈A-65〉	0.0000	4.0000	0.1820	0.6972
D	0.0200	4.0000	1.4116	1.1125
〈D-0.25〉	0.0000	3.7500	1.1737	1.0991
〈D-0.50〉	0.0000	3.5000	0.9854	1.0374
〈D-1.50〉	0.0000	2.5000	0.4498	0.6669
〈D-2.50〉	0.0000	1.5000	0.1128	0.3201

総数	死亡	センサー
1401	129	1272

(b) **STEP NUMBER 0** 全変数が入っている

対数尤度 = −842.5481

モデル全体での $\chi^2 = 142.14$　DF = 13　$p = 0.0000$

(変数ごとの除去また追加の統計量)

変数	追加の χ^2	除去の χ^2	p 値	対数尤度
AGE		0.34	0.5606	−842.7174
〈A-35〉		0.93	0.3341	−843.0145
〈A-40〉		0.29	0.5892	−842.6939
〈A-45〉		0.01	0.9316	−842.5518
〈A-50〉		0.16	0.6886	−842.6284
〈A-55〉		0.75	0.3855	−842.9247
〈A-60〉		4.21	0.0401	−844.6556
〈A-65〉		5.09	0.0241	−845.0929
D		4.65	0.0310	−844.8747
〈D-0.25〉		3.38	0.0659	−844.2391
〈D-0.50〉		0.28	0.5987	−842.6866
〈D-1.50〉		0.57	0.4498	−842.8336
〈D-2.20〉		2.00	0.1578	−843.5457

(c) **STEP NUMBER 1** 〈A-45〉が除去される

　…（略）

(d) **STEP NUMBER 8** 〈D-2.20〉が除去される

対数尤度＝－844.5101

χ^2値の上昇 (2 *(LN(MPLR))＝1.78　DF＝1　p＝0.1824

モデル全体での χ^2＝127.83　DF＝5　p＝0.0000

変数	係数	SE	係数/SE	EXP（係数）
〈A-35〉	0.1016	0.0130	7.8161	1.1070
〈A-60〉	－0.2034	0.0797	－2.5510	0.8159
〈A-65〉	0.3940	0.1861	2.1177	1.4829
D	9.1724	4.8075	1.9079	9627.4478
〈D-0.25〉	－9.0980	4.8318	－1.8829	0.0001

（変数ごとの除去また追加の統計量）

変数	追加の χ^2	除去の χ^2	p 値	対数尤度
AGE	0.02		0.8969	－844.5017
〈A-35〉		63.49	0.0000	－876.2572
〈A-40〉	0.13		0.7157	－844.4437
〈A-45〉	0.02		0.8873	－844.5000
〈A-50〉	0.39		0.5316	－844.4987
〈A-55〉	0.39		0.5316	－844.3144
〈A-60〉		6.86	0.0088	－847.9392
〈A-65〉		4.65	0.0310	－846.8369
D		5.37	0.0205	－847.1928
〈D-0.25〉		5.17	0.0230	－847.0931
〈D-0.50〉	0.35		0.5555	－844.3363
〈D-1.50〉	0.48		0.4894	－844.2712
〈D-0.25〉	1.78		0.1824	－843.6213

$$0.1016\langle\text{AGE}-35\rangle-0.2034\langle\text{AGE}-60\rangle+0.3940\langle\text{AGE}-65\rangle$$
$$+9.1724\text{D}-9.0980\langle\text{D}-0.25\rangle$$

となる．この式が図 4.2 の －□－ である．3 つの Cox モデルでは年齢構成の違いの補正が行われている．通常の線形 Cox モデルで求めた反応曲線（下方の 2 本）は 2 つとも実際に観察された曲線（実線）と著しく異なっている．一方折れ線モデルは実線に絡んでおり，さらに年齢構成のわずかな違いも補正した自然な曲線を示している．この図は折れ線 Cox モデルの適合性の高さを示している．84.37 以上の高線量域では 3 本の線はほぼ並行なので，高線量域での 2 つの線量間での対数相対危険度の推定値は 3 法ともよく一致しているといえる．しかし低線量域での急激な危険度の変化を線形 Cox モデルは表現できていない．それはモデルが全線量域での線形性を仮定しているからである．しかし，

そのような仮定を必要としない折れ線回帰法はその変化をよく表現している.

適合度の比較を赤池の情報量基準 (AIC) を用いて行ってみる. 線量をそのまま用いたモデルの適合度検定統計量は $X^2=112.9$ (自由度 df＝2), 対数線量を用いたモデルでは 113.5 (df＝2), そして折れ線回帰モデルは 127.8 (df＝5) であった. 尤度の差 (127.8－113.5)＝14.3 は用いたパラメターの数の差の 2 倍 2(5－2)＝6 よりはるかに大きいので, 折れ線ハザードモデルの適合度がはるかに高いといえる (Akaike, 1973).

折れ線回帰モデルのアルゴリズムを以下に記す.

折れ線 Cox 回帰モデル構成の 3 ステップ

(SAS, BMDP, SPLUS といった統計ソフトでも容易に実行可能)

ステップ 1: 各因子の水準ごとに折れ線関数 (以後変数と呼びもとの因子と区別する) を定義する. k 水準あるときは, もとの因子以外に $k-2$ 個の変数が定義される.

ステップ 2: ステップワイズ Cox 法により有意な変数を選択する.

ステップ 3: 選ばれた変数の交互作用変数を追加し, 再びステップワイズ Cox 法を用いて, 有意な 2 次の交互作用変数を追加する.

(3 次以上の交互作用の効果が必要なことは稀なので無視している. その妥当性は表 3.5 でも観察した.)

表 4.7 の計算では線量と年齢の交互効果変数は選択されなかった. なお薬効検定では最終ステップでの, 治療群識別変数の有意水準を用いる.

折れ線ハザードモデルでは, 線形モデルが適合するときはもとの変数 1 つからなる従来の線形 Cox モデルが, また n 次関数が適合するときは n 個の変数が選択される. 結果として必要充分によく適合するモデルが選択されることになる. したがって, 得られる結果の信頼度も高いといえる. 共変量が多数ある場合でも問題なく適用できる (Akazawa *et al*., 1997 ; Nakamura *et al*., 1999 ; Kinukawa *et al*., 2000).

非線形ハザードモデルを構成するための方法はいくつか提案されている．例えばデンマーク学派による著書 (Andersen, Borgan, Gill and Keiding, 1993) のVII.3.2 "Tests for Log-Linearity" でも折れ線回帰法と似た工夫を用いている．しかし素朴なダミー変数 (1 つの値に対し，その値のときに限り 1 となり，それ以外のときは 0) あるいは不連続なダミー変数 (1 つの変数の値に対し，その値以上のときにはその値，それ以下のときは 0) を用いているので，表現不可能な関数があったり不心要に多くの変数を必要としたりする．この点は応用上重要なので，具体例を用いて少し詳しく解説する．共変量 z は $0, 1, \cdots, k$ の値をとるとし，素朴なダミー変数 z_i $(i = 1, \cdots, k)$ を，z_i は $z = i$ のときに限り 1，それ以外では 0，と定義する．まず単純な線形ハザード関数

$$\log\{\lambda(t)/\lambda_0(t)\} = z$$

を表現することを考える．素朴なダミー変数を用いると，

$$\log\{\lambda(t)/\lambda_0(t)\} = z_1 + 2z_2 + \cdots + kz_k$$

となる．通常の線形 Cox モデルではもとの変数 z 1 個ですむのに比べると，k 個もの変数を用いているので，劣るモデルである．折れ線回帰で用意した変数なら z 1 個ですむので線形 Cox モデルと同等である．次に $z = 0$ から $z = 2$ ($< k - 1$) まで 45 度の直線で上昇し，その後 flat となる関数を考える：

$$\log\{\lambda(t)/\lambda_0(t)\} = z \ (z \leqq 2),$$
$$= 2 \ (z > 2)$$

である．素朴なダミー変数では $y = z_1 + 2(z_2 + \cdots + z_k)$ とすべての変数が必要であるが，折れ線回帰で用意した変数では $z - \langle z - 2 \rangle$ と 2 つの変数で表せる．最小 2 つの変数が必要なことは明らかなので，折れ線回帰法は必要最小限の変数を用いている．もちろんダミー変数の定義を特別に工夫すれば 2 つの変数だけで表現できるが，その工夫はこの関係の表現に限り有効でしかない．常に k 個のダミー変数を用いればいかなる関係でも表現できるが，有意でない変数をいくつも用いることは検出力低下のみならず，サイズの上昇，係数推定値の偏り，信頼区間の拡大等の不都合の原因となる．いかなる非線形関係でも必要最小限の変数で表現できるダミー変数の組み合わせを用意しなければ実用には適さない．Andersen *et al.* (1993) において，あまり好ましくないダミー変数でも事足りたのは，その節の主旨が非線形性の検出にあり，最適な量反応関係の

発見ではなかったからであろう[*1].

　繰り返すが，折れ線回帰法のポイントは，任意の非線形関数を必要最小限の変数で表現できるダミー変数の組み合わせにある．一般に臨床試験の重要な予後因子は離散変数で与えられるので，定まった数のダミー変数を用意すればよいのがポイントである．さらにその中から最も適合する変数を尤度比規準により選択することにより，データに適合する非線形関数に自動的に到達することができる．そこには試行錯誤も恣意的選択の入る余地もない．変数追加の基準値を $p=0.05$ と定めさえすれば，後は自動的に最もよく適合する変数の組み合わせが定まるのである．連続変量にももちろん適用できるが，適当にカットポイントを与えて離散化せねばならない．本文中の年齢 AGE は等間隔に区切ったが，線量 D は，対数線量が有意という情報があったので，高線量域を広く区切った．細かく切っても結果への影響は少ないので，荒すぎるよりは細かいほうがよいが，あまり細かいと含まれる標本が少なくなるので無意味である（多重共線性のために計算が中断される）．経験上の指針としては各区間が20例以上含むように区切るのがよい．

練習問題

[**問題 4.1**]　著名な臨床雑誌に掲載された臨床試験報告論文（小児喘息治療薬 becromethasone と placebo との無作為化比較試験）において，途中脱落例の群間での比較にログランク検定を用いた結果有意差がないので，その影響は無視できるとしている．このようなログランク検定の用い方は適切ではない．その問題点を述べよ．

[**問題 4.2**]　頸動脈狭窄を示した患者の脳卒中予防剤 C の薬効評価を行った研究では，症状の程度を共変量とした Cox モデルを用いた．エンドポイントは脳卒中または死亡までの時間，共変量は年齢 A，性別 S と，頸動脈狭窄の重症度 G である．予防剤 C の効果は年々減少して観察期間終了時には消滅することが予想される．この薬効を時間依存変数を用いてモデル化せよ．ダミー変数を治療群には 1，対照群には 0 と定義する．

[*1] Dr. Keiding とは 1997 年にコペンハーゲンで会ったが既に論文を読んでいて，直ちにその違いを認識した．

74   4 比例ハザード性の検証と拡張

[**問題 4.3**] $x=0$ で 0, $x=1$ で 3, $x=2$ で 4, $x \geqq 3$ で 5 となる折れ線関数を構成せよ.

[**問題 4.4**] 小学生の自宅学習の時間 $x(0, 1, 2, 3, 4+)$ と学校の試験の成績 (良, 否) の割合の関連を調査した. この関係を表すのに $Y=a+bX$ という線形モデルを仮定したが, 回帰係数 b はほとんど 0 というショックな結果であった.

そこで折れ線回帰を用いたところ, $Y=0.2+0.5X-0.4\langle X-1\rangle-0.3\langle X-2\rangle$ なる式が得られた. 値を代入することにより X と Y の関係を表にせよ. (安易に線形モデルを用いることの危険性を示すための寓話).

[**問題 4.5**] 4.3 節では時間依存変数 $\mathrm{TAGE}=\mathrm{AGE}\times\{\log(t)-1.4\}$ を用いている. TAGE の回帰係数 $\beta=0.18$ として, $t=1, 4, 11$ における AGE の対数相対危険度を計算せよ. $t=0$ のときの AGE の危険度を 1 としたときの対数相対危険度はいくつか. もし $\mathrm{TAGE}=\mathrm{AGE}\times\log(t)$ と定義したとすると, 回帰係数はいくつになったであろうか.

5

モデル不適合の影響と対策

5.1 ま え が き

Breslow (1996) は次のように述べている.

　「測定誤差が関連の度合いを弱めることはよく知られているが，交絡
因子における測定誤差を無視して安易に調整することが結果を著しく
歪めることは，よく知られていない．……今日，ライフスタイルの均
一化に伴い，測定誤差や Confounders の影響を無視できるほどの大
きい相対危険度を検出することは困難になっている．……未知要因，
測定誤差の問題を解決するのには統計学者の長期の挑戦が必要であろ
う」

　特に未知要因と測定誤差の問題の重要性を述べているが，広くいえば，適切
な共変量の同定と，その正しいモデル化の重要性である．本章では Cox 解析
法におけるモデル不適合の影響と対策を扱う．最後の節で，Breslow の述べ
ている測定誤差の問題を扱う．

5.2　モデル不適合のタイプと一般的影響

モデル不適合の原因には，
1)　比例ハザードモデルに従わない共変量を，従うと仮定して Cox 解析法
　　を適用する

2)　重要な共変量をモデルに組み込まずに解析する (未知要因の見落としも含む)

3)　変数の関数形を誤って指定する

が一般に考察されている.

　一方これら不適合な回帰モデルを用いることのデメリットとして, 回帰係数の推定値が 0 に近づく減衰効果 (attenuation) のために, 正しいモデルを用いれば有意な変数が有意でなくなることが観察されるが (逆に本来有意でない変数が誤ったモデルのために有意になることは稀), それ以外にも以下のように様々な影響があり得る:

1)　回帰係数 (および標準誤差) の推定値が偏る (biased estimation),

2)　予測値が偏る (under/over estimation),

3)　検出力が低下する (degraded power)

4)　type-1 エラーが増大する (inflated size)

が指摘されている.

　これらの評価を取り扱う上での重要な理論的性質がある. 一般に, 正しいモデルでの対数尤度を l, 解析に用いたモデルを l^* とすると, 最尤推定値は, 単純に表現すると, $l-l^*$ を最小にする値に漸近的に収束する (Neuhaus, 1998). これはモデルの偏りを評価する上で有用な性質であるが, 具体的な問題においては直接計算するかシミュレーションで求めることもできる.

　特別な場合として, 加速故障時間モデル (式 (5.1)) が正しいときに誤って Cox 回帰モデルを仮定して解析する問題を考える. まず加速故障時間モデル (accelerated failure time model) とは一般に次の式で書かれる.

$$\log T = \alpha_0 + \boldsymbol{\alpha}^\mathsf{T} \boldsymbol{z} + \sigma W \tag{5.1}$$

ただし, T は生存時間を示す確率変数, $\boldsymbol{z}$ は共変量, σ は未知定数, W は既知の確率密度 f をもつ確率変数とする. 別の定義では, 2 つの生存時間確率変数 T と T_0 について, ある定数 θ が存在して

$$\Pr\{T > t\} = \Pr\{T_0 > \theta t\}$$

がすべての $t > 0$ について成立するとき T と T_0 は加速故障時間モデルに従うという. 生存時間関数で書くと,

$$S(t) = S_0(\theta t)$$

となる．両辺の対数をとって t で微分することにより，ハザード関数については

$$\lambda(t)=\theta\lambda_0(\theta t)$$

また対数生存時間では

$$\Pr\{\log T>t\}=\Pr\{T>e^t\}=\Pr\{T_0>\theta e^t\}=\Pr\{\log T_0>\log\theta+t\}$$
$$=\Pr\{\log T_0-\log\theta>t\}$$

となる．生存時間の対数でみると $\log\theta$ だけ並行移動していることになるので，確率変数 $\log T$ と $\log T_0$ について，

$$\log T=\log T_0-\log\theta$$

なる関係が得られる．共変量 z について，回帰モデル $\log\theta=-(\alpha_0+\boldsymbol{\alpha}^\mathrm{T}\boldsymbol{z})$ を仮定し $\log T_0$ を ε で示せば，

$$\log T=\alpha_0+\boldsymbol{\alpha}^\mathrm{T}\boldsymbol{z}+\varepsilon$$

となる．時には ε に定数を乗じて標準的な分布にすることがあるので，$W=\varepsilon/\sigma$ と書くことにより式 (5.1) が得られる．例えば T_0 が指数分布に従うときは $\varepsilon=\log T_0$ は極値分布[*1)]に従い，Weibull 分布に従うときは極値分布の1次変換された分布に従い，（明らかであるが）対数ロジスティックモデルのときはロジスティックモデル，対数正規分布のときは正規分布に従う．Weibull 分布 (特別な場合として指数分布を含む) は比例ハザードモデルでありかつ加速故障時間モデルである．またそのような分布は Weibull 分布に限られる (Kalbfleisch and Prentice, 1980)．

加速故障時間モデル (式 (5.1)) が正しいときに誤って Cox 回帰法で回帰係数 α を推定したとすると，近似的に $c\alpha$ の推定値を得ることが上の性質を用い

[*1)] 加速故障時間モデル
$$\log T=\alpha_0+\boldsymbol{\alpha}^\mathrm{T}\boldsymbol{z}+\sigma W$$
において，W は極値分布 $\Pr\{W>w\}=\exp\{-\exp(w)\}$ に従うと仮定する．T の生存時間分布は，$\{\mathrm{Log}\, T-(\alpha_0+\boldsymbol{\alpha}^\mathrm{T}\boldsymbol{z})\}/\sigma=W$ を用いて，
$$S_z(t)=\Pr\{T>t\}=\exp[-\exp\{(\log t-\alpha_0-\boldsymbol{\alpha}^\mathrm{T}\boldsymbol{z})/\sigma)\}]$$
となる．$z=0$ のときは
$$S_0(t)=\exp[-\exp\{(\log t-\alpha_0)/\sigma_0)\}]$$
なので，
$$\log S_z(t)=\exp(-\boldsymbol{\alpha}^\mathrm{T}\boldsymbol{z}/\sigma)\log S_0(t)$$
となる．最後の式は Z が比例ハザードモデルに従い，回帰係数は $(-\boldsymbol{\alpha}^\mathrm{T}/\sigma)$ であることを示している．したがって，加速故障時間モデルに従う Z の係数 $\boldsymbol{\alpha}^\mathrm{T}$ の推定に Cox 解析法を用いれば，定数 $(-1/\sigma)$ だけ偏った推定値を得る．

て導かれる (Struthers and Kalbfleisch, 1986). ここで c は σ と f にのみ依存する定数である. したがって, 係数間の相対的な大きさ α_i/α_j の推定に限っては近似的に不偏である. 特別な場合として, W が極値 (extreme value) 分布に従うときには $c=\sigma^{-1}$ となることは直接に計算される (前頁脚注1) を参照).

5.3 共変量の欠落

真のハザードモデルが

$$\log \lambda(t|z) = \log \lambda_0(t) + \beta_1 z_1 + \beta_2 z_2 + \cdots + \beta_m z_m$$

のときに, m 個ある共変量の内のいくつかを省いて (omitting), 残りの変数の回帰係数を Cox 回帰法により推定するときに起こる問題については, 様々な仮定のもとで解析的評価もなされている (Gail *et al.*, 1984). しかしながら特定の状況のもとでの影響を具体的に知るにはシミュレーションによる方法が効果的である. 例えば薬効検定で重要なモデルは, z_0 が治療の違いを示す2値のダミー変数 (対照群は $z_0=0$, 治療群は $z_0=1$) で z_1 は生存時間に影響を与える共変量とする場合

$$\log \lambda(t|z) = \log \lambda_0(t) + \beta_0 z_0 + \beta_1 z_1 \tag{5.2}$$

に, z_1 が省かれた場合である. もし z_1 の分布が群間で異なっているときには,

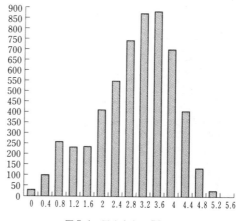

表 5.1 ログランク検定の検出力
標本数は各群 200 ずつで死亡数は 320. 薬効は 50% の生存率を 60% に上昇. 症例が均一ならば, 検出力は 77.8%. 予後指数 (PI) の値ごとの症例数は等しい. 例えば, 1行目は全員 0, 2行目は 0 と 1 にそれぞれ 200 例, 4行目は 0, 0.0, …, 3.5 にそれぞれ 50 例.

PI 分布	検出力
0	77.8
0 1	66.8
0 2	36.5
0, 0.5, …, 3.5	33.2
0, 0.3, ……, 4.5	21.4
0, 0.2, ………, 6.2	8.1

図 5.1 胃癌患者の PI の分布

それを省いた (その変数を無視した) 解析は, 「比較される群は対等」という大前提を満たしていないので無効である. そこで, **z_1の分布が群間で等しい場合**のみを考察する. この場合でも, z_1を省いたモデルでの最尤推定値は β_0 を過小評価し, 検出力を低下させる. 以下では, 簡単のために

$$\mathrm{PI} = \beta_1 z_1 + \beta_0 z_0$$

と書く. PI は prognostic index の略を示す. Cox 回帰法とログランク検定とは密接な関係があるので, 両者を関連づけて同時に考察する.

表 5.1 はログランク検定の実際の検出力をシミュレーションで求めた結果である. 生存率を 50% から 60% に上げる薬効 ($\beta_0 = -0.305$) を仮定している. したがって治療群については

$$\mathrm{PI} = \beta_1 z_1 - 0.305$$

となる. 標本数は各群 200 ずつで, まず PI の値に応じた死亡時間を発生させ[*1), 最初の 320 例を死亡, 残りをセンサーとした. 次にログランク検定を行い, $p < 0.05$ のとき有意差ありとした. 1 列目 (PI の分布 0) は PI = 定数 ($\beta_1 = 0$ または $z_1 =$ 定数), すなわち患者が均一 (homegeneous) な場合である. このとき検出力は 77.8% であるが, これが通常必要症例数算出の際に用いられる値である. 2 列目以後は患者が不均一 (heterogeneous) な場合の検出力を示す. もし予後のよい患者と悪い患者の 2 通りあり, その差が PI で 1 だったとすると, ログランク検定の検出力が 66.8% に落ちる. もしその差が 2 あったとすると, 検出力は 36.5% と急激に落ち込む.

表 5.1 の結果を 3.8 節で扱った癌臨床試験データに当てはめてみる. そのデータをさらに重要な予後因子を追加して詳細な解析を実施した結果, PI のレンジが 5 以上あるという結果を得たので (図 5.1), ログランク検定の検出力は 30% を切ると推定される. 共変量は群間差を示す z_0 のみという Cox 回帰モデルのスコアー検定はログランク検定とまったく同じなので, 表 5.1 の結果

[*1) PI の値に応じた死亡時間とは, 例えばハザードが $\exp(\mathrm{PI})$ である指数分布に従う乱数. 具体的には

$$T = -\log(\mathit{unif})/\exp(\mathrm{PI})$$

として生成した. ただし unif は $(0, 1)$ の一様乱数である. 表 5.1, 表 5.2, 表 5.3 のシミュレーションは同じ要領で実施された. 表 5.2 (層別ログランク) のときも PI の値に応じた死亡時間を発生させ, 全体での死亡 320 例を定めてから検定を実施した.

表 5.2 層別ログランク検定

標本数は各群 200 ずつで死亡数は 320. 薬効は 50% の生存率を 60% に上昇. 症例が均一ならば, 検出力は 77.8%. 予後指数 PI〜一様分布 (0, 5)

層数	PI 層内レンジ	検出力	損失
10	0.5	73.7	−4.1
5	1.0	72.5	−5.3
4	1.2	69.9	−7.9
2	2.5	56.8	−21.0

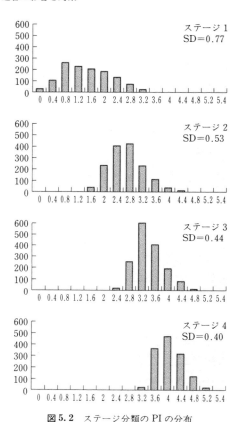

図 5.2 ステージ分類の PI の分布

はそのまま z_1 を無視したときの Cox 解析の検出力を示唆している.

次に層別ログランク検定の検出力を調べてみる. 層別検定での検出力低下の要因は, 層内不均一以外に, 層内標本数の減少がある. 層内標本数が極端に少ない層では死亡例がなかったり, 1 群しか存在しなかったりして, 計算ができなくなる. たとえ計算はできたとしても, 無用の層別 (均一とみなせる標本の層別) は検出力低下をきたす (Akazawa et al., 1997). この点を考慮したシミュレーション研究の結果を示す. 正しいモデルは式 (5.2), そして症例数, 死亡数, 薬効は表 5.1 と同じとした. PI は各群とも 0 から 5 まで 0.025 刻みで 200 例あるとした. 表 5.2 は PI の値により層別したときの層別ログランク検定の検出力をシミュレーションで求めたものである. 1 列目は 10 の層に分類したときの結果で, 層内レンジは 0.5 で, 検出力は 73.7% となる. これ以上細かい層に分けることは現実的でない. 層内レンジが 2.0 を越えると, 検出力低下が著しい. 共変量 z_1 をそのまま用いた式 (5.2) による Cox 解析では検出力は低下しないが, z_1 の値を離散化 (1 列目 1, …, 10 ; , …, ; 4 列目 1, 2) して層別 Cox 回帰を行えば, 表 5.2 と同じ検出力の

低下をきたす.

　特定研究1の症例をステージ分類で4層に層別してみたところ, 図5.2の分布を得た. 各層でのレンジをみると, ステージ1では約3.0, ステージ2では約2.5, ステージ3と4では約2.0である. 表5.2と同じ条件 (症例数, センサー率, 薬効) で, 層の数を4, 各層内のPIの分布は図5.2としてシミュレーションにより実際の検出力を求めたところ, 65.9% と推定された. ステージのみを共変量とするCox解析による検出力も同様である.

　結論として, 生存時間に強い影響を与える変数を無視したCox回帰モデルを用いて検定することは, たとえそれが群間で均等に分布していたとしても, 著しい検出力低下をきたす. ログランク検定は層別変数以外に重要な変数が存在するときはやはり著しい検出力低下をきたす. したがって共変量が複数あるときには, それらをすべて用いたよく適合するモデルを構築することが必要である.

5.4　ハザード関数形の誤り

　次にCox解析においてハザード関数の関数形を誤って指定した場合の影響を考察する. 用いるモデルは前節と基本的には同じ

$$\log \lambda(t|z) = \log \lambda_0(t) + \beta_0 z_0 + h(z_1)$$

で, 薬効を示す β_0 の値も同じく -0.305 である. ただし, 共変量 z_1 は4つの値 $(0,1,2,3)$ をとり, それぞれに対応するハザード関数 $h(z_1)$ として, 線形, 凸形, 凹形, S形, Stage形, Borrman形の6種類を用意した. 一方Cox解析で用いるハザード関数として, 線形ハザードモデル (L)

$$\log \lambda(t|z) = \log \lambda_0(t) + \beta_0 z_0 + \beta_1 z_1$$

2次関数ハザードモデル (Q)

$$\log \lambda(t|z) = \log \lambda_0(t) + \beta_0 z_0 + \beta_1 z_1 + \frac{1}{3}\beta_2 z_1{}^2$$

そして折れ線ハザードモデル (PL)

$$\log \lambda(t|z) = \log \lambda_0(t) + \beta_0 z_0 + \beta_1\langle z_1-1\rangle + \beta_2\langle z_1-2\rangle + \beta_3\langle z_1-3\rangle$$

を用いた. 2次関数ハザードモデルでの最後の項を3で除したのは $z_1{}^2$ の値域

82 　　　　　5　モデル不適合の影響と対策

表 5.3 線形ハザード (L), 2 次関数型ハザード (Q), 折れ線ハザード (PL) による
Cox 回帰法の検出力
標本数, 治療効果は表 5.1 と同じ. 4 層の対数ハザードは
Linear＝{0, 1, 2, 3}, Convex＝{0, 0.5, 1, 3}, Concave＝{0, 2, 2.5, 3},
S-shape＝{0, 0.5, 2.5, 3}, Stage＝{0, 1.1, 1.6, 2.2}, Borrmann＝{0, 1.4, 2, 2.7}.

対数ハザード	モデル	検出力	治療効果 (SD)	係数の推定値 (SD) β_1	β_2	β_3
Linear	L	78.2	−0.307 (0.115)	1.005 (0.067)		
	PL	78.2	−0.308 (0.115)	1.007 (0.194)	0.001 (0.291)ˣ	0.004 (0.254)ˣ
Convex	L	71.8	−0.283 (0.112)	0.905 (0.063)		
	Q	77.6	−0.303 (0.115)	−0.258 (0.189)	1.198 (0.182)	
	PL	78.1	−0.307 (0.116)	0.507 (0.180)	−0.006 (0.289)ˣ	1.518 (0.272)
Concave	L	73.8	−0.291 (0.109)	0.822 (0.059)		
	Q	77.2	−0.305 (0.114)	1.890 (0.220)	−0.976 (0.188)	
	PL	78.3	−0.309 (0.114)	2.011 (0.216)	−1.507 (0.293)	0.003 (0.249)
S-shape	L	73.2	−0.285 (0.110)	1.052 (0.065)		
	Q	72.9	−0.285 (0.110)	1.174 (0.202)	−0.108 (0.177)ˣ	
	PL	77.8	−0.307 (0.116)	0.506 (0.187)	1.510 (0.309)	−1.510 (0.269)
Stage	L	78.0	−0.304 (0.113)	0.685 (0.059)		
	Q	78.3	−0.307 (0.115)	1.035 (0.202)		−0.329 (0.179)
	PL	78.7	−0.308 (0.115)	1.110 (0.190)	−0.607 (0.284)	0.105 (0.256)ˣ
Borrman	L	72.2	−0.295 (0.116)	0.842 (0.067)		
	Q	76.8	−0.305 (0.113)	1.315 (0.206)		−0.455 (0.180)
	PL	78.5	−0.308 (0.115)	1.411 (0.199)	−0.808 (0.287)	0.105 (0.253)ˣ

×：SD が平均値より大きいので, ほとんどの場合に有意でなかったことが示唆される.

を z_1 と同じく 3 にして係数の値の比較を容易にするためである. 6 種類のハザード関数に対するそれぞれの Cox 解析法の性能をシミュレーションで調べた. 手順は表 5.1 と基本的に同じで, PI に応じた死亡時間を乱数で発生させ, 最初の 320 例を死亡, 残りをセンサーとして Cox 解析を行い, 係数の推定値と $\beta_0 = 0$ の検定結果を得た. これを 2000 回繰り返した結果を表 5.3 に示す. 推定値は 2000 回の平均値, SD は標準偏差を示す. 線形ハザードモデルは線形と Stage 形の場合にのみ検出力, 薬効推定値ともに良好である. 2 次関数ハザードモデルは S 形以外では良好であるが, z_1 の各値に対応するハザード値の推定値はかなり偏っている. 折れ線ハザードモデルはいずれの場合にも良好な性能を示している.

　上のシミュレーションでは 1 つの共変量しか用いていないが, 明らかに, 非線形なハザード関数をもつ共変量の数が増えるとともに線形モデルの適合度,

したがって，性能は低下する．

5.5 共変量における測定誤差の影響

回帰モデルにおいては，共変量(独立変数)の値は精確に測定されることを仮定している．精確に測定できず，誤差を伴う観測値を代用したときの問題点と具体的な対策を扱う．測定誤差の例として，(a1) 被爆者における被曝放射線量と推定線量，(a2) 個人ごとの喫煙量と記憶に基づく喫煙報告量，(a3) 個人ごとの長期にわたる平均食餌量と短期間での食餌調査量，(b1) マウスの実際の被曝量と放射線機器メータから読まれる放射線量，(b2) 処方箋での投与量と実際の服用量，(b3) 容器の壁での水圧と圧力計でのメーター等がある．これらの測定誤差を無視して Cox モデルを用いると，得られる推定値は過小評価，過大評価，逆転評価のいずれもが起こり得る．それらの偏りを修正するための具体的でかつ簡単な方法を紹介する．実は (a1)-(a3) は古典的 (classical) 測定誤差，(b1)-(b3) は Berkson 型誤差と呼ばれる．古典的測定誤差では真値すなわち実際に影響を与える量 (effective dose) は定数で，観測される量が確率変数であるが，Berkson 型誤差ではその逆で真値が確率変数で，観測される量は定数である．本節では前者を主に扱う．文献には構造モデル (structural model) も頻繁に扱われているが，これは古典的測定誤差モデルに真値も確率変数という条件を加えたものである．したがってここで扱う古典的測定誤差モデルの方法論は構造モデルにも適用できる (共変量の値は与えられた，と解釈すればよい)．

線形回帰モデル：$E(Y|Z) = \alpha + \beta Z$ において，Z の代わりに $X = Z + \varepsilon$ を観測したとする．ただし，測定誤差 ε は Z, Y と独立な確率変数とする．β の推定値として通常の最小 2 乗推定値

$$\hat{\beta} = \frac{\sum(X_i - \bar{X}) Y_i}{\sum(X_i - \bar{X})^2}$$

を用いると，

$$E(\hat{\beta}) = \frac{\beta V(Z)}{V(X)}$$

となることはよく知られている．V は標本分散を示す．$V(Z)/V(X)$ は信頼性係数 (reliability ratio) と呼ばれ，測定誤差による減衰 (attenuation) 効果の大きさを示す．

次に，測定誤差共分散分析モデル：

$$E(Y|T,Z)=\alpha+T\varDelta+\beta Z, \quad X=Z+\varepsilon$$

を考える．ただし，T は群を識別するダミー変数で，治療群は $T=1$，対照群は $T=0$，$\varDelta$ は薬効を示す定数，β, Z, X, ε は前と同じとする．$\varDelta$ の推定において起こり得る場合を図 5.3 に示す．上段は Z の分布が 2 群で等しい場合である．回帰係数 β は減衰して推定されるので，実線の代わりに点線が推定される．それでも，群間差 $\varDelta$ は正しく推定される．一方，Z の分布が 2 群で異なる場合が下段である．正確な値 Z を用いれば，左の図のように $\varDelta$ は正しく推定される．しかし X を用いると，群内での回帰直線は傾きが右図の点線のように減衰し，各群の平均値を通る回帰直線の式（点線）を得る．群間の修正平均値の比較は全体の平均値 $\bar{X}$ 上で行われるので，上下関係が逆転する．すなわち，$\varDelta>0$ の値が逆に $\varDelta<0$ と推定されることになる．

本章の冒頭で引用した Breslow による測定誤差に関する注意を線形モデル

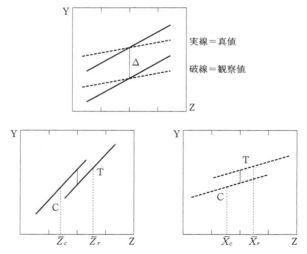

図 5.3　共分散分析における測定誤差の影響
対照群＝C，治療群＝T，△＝治療効果

5.5 共変量における測定誤差の影響 85

を用いて図解すると図 5.3 のようになる．同様のことが Cox 解析法でも起こる．以下においてその例を簡単なモデルを用いて示し，その具体的な修正法を解説する．

Cox 解析で用いられる対数尤度とスコアーはそれぞれ，

$$l(\boldsymbol{\beta}|Z) = \sum_i l_i(\boldsymbol{\beta}|Z) = \sum_i \{\boldsymbol{\beta}^{\mathrm{T}} Z_{(i)} - \log \sum_j \exp(\boldsymbol{\beta}^{\mathrm{T}} Z_j)\}$$

$$U(\boldsymbol{\beta}|Z) = \sum U_i(\boldsymbol{\beta}|Z) = \sum_i \left\{ Z_{(i)} - \frac{\sum_j Z_j \exp(\boldsymbol{\beta}^{\mathrm{T}} Z_j)}{\sum_j \exp(\boldsymbol{\beta}^{\mathrm{T}} Z_j)} \right\} \tag{5.2}$$

と書けた．ただし，$\sum_i$ は $i \in D$（全死亡）の和，$\sum_j$ は $j \in R_i$（i 番目の死亡の直前のリスクセット）の和を示す．$U(\beta_Z|Z)=0$ となる β_Z が最大部分尤度推定値であった．

真値 Z の代わりに誤差を含む観測値 X を代用すると，

$$l(\boldsymbol{\beta}|X) = \sum_i l_i(\boldsymbol{\beta}|X) = \sum_i \{\boldsymbol{\beta}^{\mathrm{T}} X_{(i)} - \log \sum_j \exp(\boldsymbol{\beta}^{\mathrm{T}} X_j)\} \tag{5.3}$$

となる．これは粗（naive）対数尤度と呼ばれ，これを $\boldsymbol{\beta}$ で偏微分すると，スコアー関数の Z を X で置き換えた粗スコアー関数

$$U(\boldsymbol{\beta}|X) = \sum_i U_i(\boldsymbol{\beta}|X) = \sum_i \left\{ X_{(i)} - \frac{\sum_j X_j \exp(\boldsymbol{\beta}^{\mathrm{T}} X_j)}{\sum_j \exp(\boldsymbol{\beta}^{\mathrm{T}} X_j)} \right\}$$

を得る．$U(\beta_X|X)=0$ となる β_X は粗推定値と呼ばれる．粗推定値の偏りをシミュレーションで検証する．さらに，その偏りを修正し漸近的に不偏な推定値を得るための対策を述べる．

今後は測定誤差は互いに独立に平均 0，共分散行列 $\varLambda$ の正規分布に従い，$\varLambda$ は既知と仮定する．もし $\varLambda$ も推定すべき未知の値とすると，回帰係数は同定不能（unidentifiable）となってしまうので，$\varLambda$ の信頼できる値を得ることは重要である[1]．

$$X = Z + \varepsilon, \quad \varepsilon \sim N(0, \varLambda)$$

---

[1] 測定誤差分散が既知であらねばならないことはきつい制限といえる．本来は測定誤差が生じないように測定誤差の性質と大きさを注意深く観察し，どうしても消せない測定誤差による偏りを修正するべきものである．例えば有名なフラミンガムコホート調査では繰り返し測定を行うことにより，血圧等の検査値の誤差を推定している．被曝線量については物理学的考察により推定線量の測定誤差を算出している．また米国エネルギー省が家庭の消費エネルギー算出に用いた個票データを開放する際には重要な変数に正規乱数を乗じることによりプライバシーを保護する一方で，統計解析が可能なように用いた正規乱数は公にした．これ以外にも様々な状況で実際に測定誤差の大きさの妥当な推定は可能である（Byar and Gail, 1989）．

である．まず観察死亡順位 (i) ごとに，

$$S_i(\beta, X) = \sum_j \exp(\boldsymbol{\beta}^{\mathrm{T}} X_j), \quad \sum_j \text{ は } j \in R_i$$

$$C_i(\beta, X) = \frac{S_i(2\boldsymbol{\beta}, X)}{S_i(\boldsymbol{\beta}, X)^2}$$

を求め，

修正対数尤度 (corrected log likelihood)

$$l_i{}^*(\boldsymbol{\beta}|X) = l_i(\boldsymbol{\beta}|X) + \frac{1}{2}\boldsymbol{\beta}^{\mathrm{T}} \Lambda \boldsymbol{\beta}\{1 - C_i(\boldsymbol{\beta}, X)\} \tag{5.4}$$

修正スコアー (corrected score)

$$U_i{}^*(\boldsymbol{\beta}|X) = U_i(\boldsymbol{\beta}|X) + \Lambda \boldsymbol{\beta}\{1 - C_i(\boldsymbol{\beta}, X)\}$$

修正観察情報量 (corrected observed information)

$$I_i{}^*(\boldsymbol{\beta}|X) = I_i(\boldsymbol{\beta}|X) - \Lambda\{1 - C_i(\boldsymbol{\beta}, X)\}$$

を定義する．すると，$\boldsymbol{\beta}^{\mathrm{T}} \Lambda \boldsymbol{\beta}$ が小さいときには

$$E^*\{l_i{}^*(\boldsymbol{\beta}|X)\} = l_i(\boldsymbol{\beta}|Z)$$

$$E^*\{U_i{}^*(\boldsymbol{\beta}|X)\} = U_i(\boldsymbol{\beta}|Z)$$

$$E^*\{I_i{}^*(\boldsymbol{\beta}|X)\} = I_i(\boldsymbol{\beta}|Z)$$

の3等式が近似的に成立する．ただし，E^* は Y, Z が与えられたとしたときの X に関する期待値，いいかえると測定誤差 ε に関する期待値を示す．

$$\sum_i U_i{}^*(\beta^*|X) = 0$$

となる β^* を修正推定値 (corrected estimate) と定義する．すると $\boldsymbol{\beta}^{\mathrm{T}} \Lambda \boldsymbol{\beta}$ が小さいとき (<0.5), β^* は近似的に不偏 $E^*(\beta^*) = \beta_Z$ で，分散の（サンドイッチ）推定値は

$$\mathrm{Var}(\beta^*) = \{\sum_i I_i{}^*(\boldsymbol{\beta}|X)\}^{-1}\{\sum_i U_i{}^*(\boldsymbol{\beta}|X)U_i{}^*(\boldsymbol{\beta}|X)^T\}\{\sum_i I_i{}^*(\boldsymbol{\beta}|X)\}^{-1}$$

となる (Nakamura, 1992).

図5.4に修正法の原理を示す．最尤推定値は真値の周りに分布し，修正推定値は最尤推定値の周りに分布する．しかし粗推定値は彗星のごとくきままに現れる．

修正項に現れる $C_i(\boldsymbol{\beta}, X)$ を0とおいて得られる修正を1次修正 (first-order correction) と呼ぶ．結果の修正項は Λ と $\boldsymbol{\beta}$ しか含まないので，計算は著しく簡単になる．測定誤差が小さいときは近似的に不偏な修正推定値が得ら

5.5 共変量における測定誤差の影響

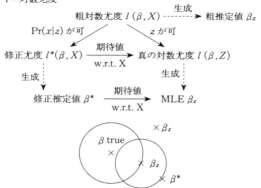

図 5.4 修正スコアー推定値の原理
$E^*[l^*(\beta, X)|Z] = l(\beta|Z)$
E^* は測定誤差分布 $\varepsilon = \Pr(x|z)$ に関する期待値
真の共変量 Z は変数でも確率変数でもよい．
w.r.t. X は X に関する (with respect to X) の略．

れる．

以上のことをシミュレーションで確かめてみる．真の共変量 Z は区間 $(0, \sqrt{12})$ からの一様乱数 300 個とした．$SD(Z) = 1$ である．$\beta = 1$ に固定し，測定誤差の標準偏差 σ は 0.5 から 1.0 まで動かした．対数相対リスクの標準偏差 $SD(Z)\beta$ は Z の 1 次変換で不偏である．実際 Z を 2 倍にすれば $SD(Z)$ は 2 倍，β は 2 分の 1 になるので，$SD(Z)\beta$ の値は変わらない．また測定誤差の大きさを示す値 $\sigma/SD(Z)$ もまた Z の 1 次変換で不偏である．通常測定誤差の影響の強さはその積 $\beta\sigma$ で予測される．

死亡時間 Y を共変量に応じた比例ハザードモデルに従い発生させ[*1)]，最初の 240 例を死亡，残りをセンサーとした．次に 300 個の正規乱数 ε を発生させ観察値

$$X = Z + \varepsilon, \quad \varepsilon \sim N(0, \sigma^2)$$

を生成した．こうして得たデータに X を共変量とする Cox 回帰モデルを用い

[*1)] 共変量の値に応じた死亡時間の発生には 5.3 節の脚注で述べた指数分布を用いる方法が容易であるが，Akazawa et al. (1991) ではより直接比例ハザード性に忠実で分布を仮定しない方法を提案している．リスクセット R が与えられたときにその中の i 番目の個体が死ぬ確率を $P_i = \exp(\boldsymbol{\beta}^T \boldsymbol{z}_i) / \sum_{j \in R} \exp(\boldsymbol{\beta}^T \boldsymbol{z}_j)$ と設定し，$(0, 1)$ の一様乱数の値が r のときには，$P_1 + \cdots + P_{i-1} < r < P_1 + \cdots + P_i$ となる個体 i を死亡とする方法である ($P_0 = 0$ とする)．

表 5.4 修正推定値と粗推定値の比較

シミュレーションによる 400 個の推定値の平均. β の真値は 1, 標本数は 300, 20% センサー, f は $I*(\beta, X, Y)$ が負となり推定値の得られなかった回数.

粗推定値		修正推定値		1 次修正推定値	
σ	β	β	f	β	f
0.5	0.74	1.01	0	1.01	0
0.6	0.67	1.02	0	1.03	1
0.7	0.60	1.03	1	1.04	6
0.8	0.54	1.02	17	1.03	32
0.9	0.47	0.99	58	1.00	89

て β の粗推定値を,また修正尤度を用いて修正推定値を得た.Y と X をそれぞれ 400 回生成し 400 個の独立な推定値を得てその平均値を表 5.4 に示した.粗推定値は $\sigma=0.5$ のときに 0.75,$\sigma=0.8$ のときには 0.54 と減衰が著しい.一方修正推定値は 3% の誤差に留まっている.f(観察情報量が負の値となったため修正値の得られなかった回数)は σ が 0.8 を越えると多くなる.これは $\beta^{\mathrm{T}} \Lambda \beta=(\beta\sigma)^2 < 0.5$ としたことと符合している.しかし $\sigma=0.9$ でも修正推定値が得られたという条件付きでは不偏の性質を保持している.いいかえると,修正推定値が求まりさえすればそれは近似的に不偏推定値であることを意味する.これは応用上重要な性質である.1 次修正は f が大きい傾向にあるが,修正性能はわずかに落ちる程度である.結論として,修正推定値は σ の値が大きくても適用可能であるが,σ が 0.8 をこえると求まらない確率が高くなるといえる.

次に共変量の 1 つが群間差を示すダミー変数の場合を扱う.ハザードモデルは

$$\lambda(t|\Delta, Z)=\lambda_0(t)\exp(\beta_\Delta \Delta + \beta_z Z)$$

ただし,$X=Z+\varepsilon\,(\varepsilon \sim N(0, \Lambda))$ である.対照群は $\Delta=0$ で治療群は $\Delta=1$ とする.治療効果を示す回帰係数 β_Δ の値は 0.3 とした.一方交絡因子を示す共変量 Z の分布は $(0, 1)$ の値をとるが群間で大きく異なる(図 5.5)と設定した.$\beta_z=1$ とした.標本数も同じく 150 ずつとし,20% をセンサーとした.上のシミュレーションと同様にして 100 個の独立な推定値を得て,その平均値を表 5.5 に示した.粗推定値は $\sigma=0.5$ のときに -0.1 と減衰し,$\sigma=0.8$ のときに

5.5 共変量における測定誤差の影響

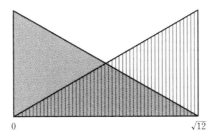

図 5.5 群間で異なる共変量の分布図
対照群 ($\Delta=0$) は ▨
治療群 ($\Delta=1$) は ▥
両群を混合すると一様
分布となるので $\mathrm{Var}(Z)=1$

表 5.5 共分散分析における修正推定値の性能
シミュレーションによる 100 個の推定値の平均値. $\beta_\Delta=-0.3$, $\beta_Z=1$, 標本数は 300, 20% センサー.

	粗推定値		修正推定値	
σ	β_Δ	β_Z	β_Δ	β_Z
0.4	-0.10	0.71	-0.31	0.93
0.5	-0.03	0.64	-0.34	0.97
0.6	0.05	0.56	-0.34	0.96
0.7	0.11	0.49	-0.35	0.94

は 0.19 と逆の効果のあることを示唆する結果となった. これは逆転効果 (reverse effect) と呼ばれる現象で線形モデルを用いてその原理を図 5.3 で解説した. 一方修正推定値は一貫して近似的に不偏な性質を示している.

最後に原爆被爆者データへの応用例を述べる. 物理学的考察から, 原爆被爆者における推定被曝線量には 30% 程度の誤差のあることが指摘されている. 距離の測定誤差等も考慮すると 30% よりも多少大きい誤差と考える方が妥当である. いいかえると, 真の被曝線量を Γ, 推定線量を D とすると,

$$\log D \sim N(\log \Gamma, \sigma^2), \quad \sigma > 0.3$$

となる. $X = \log D$, $Z = \log \Gamma$ と書くことにする. 男女別々に解析するので, ハザードモデルは

$$\lambda(t|Z, \mathrm{AGE}) = \lambda_0(t)\exp(\beta_A\,\mathrm{AGE} + \beta_Z Z),$$
$$X = Z + \varepsilon, \quad \varepsilon \sim N(0, \sigma^2)$$

90   5 モデル不適合の影響と対策

表 5.6 原爆被爆者データでの修正推定値
性年齢階級別で $\sigma=\mathrm{SD}(\varepsilon)=0.4$, n は標本数, m は死亡数.

男

年齢	n	m	粗推定値 (SD)		修正推定値 (SD)	
			線量	年齢	線量	年齢
30–49	892	36	0.42 (0.20)	0.073	0.55 (0.26)	0.066
50–59	251	38	0.33 (0.18)	0.030	0.41 (0.24)	0.028
60–69	258	55	0.048 (0.12)	0.0055	0.056 (0.13)	0.0054
30–69	1401	129	0.23 (0.088)	0.083	0.28 (0.11)	0.082
30–69*	1401	129	0.23 (0.088)	0.083	0.37 (0.16)	0.082

女

30–49	1279	36	0.29 (0.17)	0.098	0.35 (0.21)	0.098
50–59	349	30	0.069 (0.17)	0.106	0.080 (0.19)	0.11
60–69	293	31	0.008 (0.18)	0.082	0.009 (0.23)	0.082
30–69*	1921	97	0.13 (0.096)	0.075	0.15 (0.11)	0.075

*：SD $(\varepsilon)=0.6$.

となる. $\sigma=0.4$ としたときの, 解析結果を表 5.6 に示す. 年齢階層に分けて解析しているが, 年齢の影響は大きいので層内での共変量として AGE を用いている. X の分散は 1.0~1.1 であった. $\beta\sigma$ は明らかに小さいので, 先のシミュレーション研究の結果により, 修正推定値は近似的に不偏といえる. 全体として, 修正推定値は約 20% 大きい. 1 次修正推定値も計算したが, ほとんど同じなので省略した. これは $\beta\sigma$ が小さいことからも予想された.

今までは推定値について述べたが, 検出力については次の簡潔な公式が得られている:

真値 Z を用いたときの症例数＝X を用いたときの症例数×$\mathrm{Corr}(Z, X)^2$

ただし, $\mathrm{Corr}(Z, X)$ は相関係数を示す. 例えば Z と X の相関係数が 0.9 であったとしても症例数は $(1/0.81)=1.23$ 倍必要となる. この関係式は Cox 解析法に限らず, 線形重回帰, ロジスティック回帰モデル等ほとんどすべての回帰モデルで成立することを Lagakos (1988) が示した.

一方, 修正推定値を用いた検定での検出力は漸近的に X を用いたときの検出力に等しいことが Stefanski *et al.* (1990) によって示された. 修正推定値は減衰効果を修正されるので一般に絶対値において大きくなるが, 修正標準誤差もまた大きくなるからである. もし, 共変量 Z が確率変数(ある母集団からの

ランダム標本)で観測値 X が与えられたときの Z の期待値 $Z^*=E(Z|X)$ が求まるときには，X の代わりに Z^* を用いたときの検出力は Z を用いたときの検出力と漸近的に等しくなる (Stefanski *et al.*, 1990)．Z^* を真値の代わりに用いることは較正 (calibration) と呼ばれるが，応用において Z^* を求めるには何らかの余計な仮定を必要とすることが多い．

練習問題

[**問題 5.1**]　表 5.1 は標本が均一の場合(例えば純系マウスを用いて，同じ環境で同じように飼育管理し行った実験に相当)と不均一の場合(例えば癌患者を用いた臨床試験)とでは検出力が大きく異なることを示している．マウスと人との違い，およびログランク検定は死亡の順序しか用いていないこと考慮して，その原因を解説せよ．またその原因を説明する単純なたとえを述べよ．

[**問題 5.2**]　筋肉増強剤の効果は個体差に比べて一般に小さいが，プロ野球やオリンピックでは大きな効果を示すことがあるのはなぜか．

[**問題 5.3**]　測定誤差の修正尤度を求めるためには，以下の期待値の性質を用いる．z は定数，x は $x=z+\varepsilon$，$\varepsilon \sim N(0, \sigma^2)$ なる確率変数とする．

（1）　$E\{g(x)\}=z^2$ となる，x の関数 $g(x)$ を求めよ．

（2）　$E\{g(\beta, x)\}=\beta z$ となる，β と x の関数 $g(\beta, x)$ を求めよ．

（3）　$E\{g(x)\}=\exp(z)$ となる，x の関数 $g(x)$ を求めよ．

（4）　上の式の x に βx を代入して $E\{g(\beta, x)\}=\exp(\beta z)$ となる，β と x の関数 $g(\beta, x)$ を求めよ．

（5）　$S(\beta, x)=\sum_j \exp(\beta x_j)$ とする．$E\{S(\beta, x)\}$ を求めよ．これを用いて，$E\{g(\beta, x)\}=\sum_j \exp(\beta z_j)$ となる $g(\beta, x)$ を求めよ．

（6）　$E\{g(\beta, x)\}=z\exp(\beta z)$ となる $g(\beta, x)$ を求めよ．(4)の両辺を β で微分する．

（7）　上の結果を用いて，$f(\beta, z)=\sum_j z_j \exp(\beta z_j)/\sum_j \exp(\beta z_j)$ と定義し，$f^*(\beta, x)=f(\beta, x)+\beta\sigma^2$ とおくと近似的に $E\{f^*(\beta, x)\}=f(\beta, z)$ となることを示せ．分母分子別々に期待値をとる（デルタ法）．

[**問題 5.4**]　多変量への拡張：$X=Z+\varepsilon$，$\varepsilon \sim N(0, A)$ のときに，

（1）　$E\{g(X)\}=ZZ^{\mathrm{T}}$ となる $g(X)$ を求めよ．

（2） $E\{g(\boldsymbol{\beta}, X)\} = \boldsymbol{\beta}^{\mathrm{T}} Z$ となる $g(\boldsymbol{\beta}, X)$ を求めよ．

（3） $E\{g(\boldsymbol{\beta}, X)\} = \exp(\boldsymbol{\beta}^{\mathrm{T}} Z)$ となる，$\boldsymbol{\beta}$ と X の関数 $g(\boldsymbol{\beta}, X)$ を求めよ．

（4） 上の式の x に $\boldsymbol{\beta}x$ を代入して $E\{g(\boldsymbol{\beta}, X)\} = \exp(\boldsymbol{\beta}^{\mathrm{T}} Z)$ となる，$\boldsymbol{\beta}$ と x の関数 $g(\boldsymbol{\beta}, x)$ を求めよ．

（5） $S(\boldsymbol{\beta}, X) = \sum_j \exp(\boldsymbol{\beta}^{\mathrm{T}} X_j)$ とする．$E\{S(\boldsymbol{\beta}, X)\}$ を求めよ．これを用いて，$E\{g(\boldsymbol{\beta}, X)\} = \sum_j \exp(\boldsymbol{\beta}^{\mathrm{T}} Z_j)$ となる $g(\boldsymbol{\beta}, X)$ を求めよ．

（6） $E\{g(\beta, X)\} = Z \exp(\boldsymbol{\beta}^{\mathrm{T}} Z)$ となる $g(\boldsymbol{\beta}, X)$ を求めよ．

（7） 上の結果を用いて，$f(\boldsymbol{\beta}, Z) = \sum_j Z_j \exp(\boldsymbol{\beta}^{\mathrm{T}} Z_j) / \sum_j \exp(\boldsymbol{\beta}^{\mathrm{T}} Z_j)\}$ と定義し，$f^*(\boldsymbol{\beta}, X) = f(\boldsymbol{\beta}, X) + \boldsymbol{\beta}\sigma^2$ とおくと近似的に $E\{f^*(\boldsymbol{\beta}, X)\} = f(\boldsymbol{\beta}, \boldsymbol{\beta}^{\mathrm{T}} Z)$ となることを示せ．

6

部分尤度と全尤度

6.1 ま え が き

Cox 解析法がログランク検定法(死亡発生時点ごとに条件付きの統計量を求め，あたかもそれらが独立な変数のように和をとる方法)の拡張であることは明らかであろう．実際，2群を識別するダミー変数 Z が0または1の値をとり，回帰係数 $\beta = 0$ を代入すれば，スコアー(式(3.14))はログランク検定統計量となる．Cox は当初は条件付き検定としての正当化を試みたが(Cox, 1975)，「ある程度の独立性があれば成り立つはず」というような中途半端な議論で断念している．その後も Tsiatis (1981) や Efron (1977) らが数学的正当化の努力を試みている．

このように Cox が多少直感的な理論的考察に基づき与えた部分尤度法はマーティンゲール理論により確固たる数学的基盤を与えられた．その理論がCox 解析法の深い理解と拡張を生み出したのは事実である．しかしながら，証明技法のために導入された抽象概念のいくつかは実践に際しては確認困難なため，その理論を詳細に知ることの応用における意味が大きいとはいえない．

実は，他にもユニークな導出法が様々試みられている．それらは限定した範囲でしか成立しないが，具体的なので，Cox 解析法の新たな応用を検討するときには有用な指針となろう．本章ではそれらのうちのいくつかを解説する．まず部分尤度とは名前からして尤度の一部と理解されるが，そのもととなる尤度(全尤度と呼ばれる)について解説する．

6.2 全 尤 度 法

ハザード $\lambda(t)$ が与えられたときに,対応する生存時間関数 $S(t)$ と密度関数 $f(t)$ はそれぞれ,

$$S(t)=\exp\left\{-\int_0^t \lambda(u)du\right\}, \quad f(t)=\lambda(t)S(t)$$

と表された.部分尤度ではセンサー例はリスクセットにしか寄与しなかったが,全尤度 (full likelihood) を構成するのには,全員の生存時間とセンサー時間を $S(t)$ と $f(t)$ を用いて陽に表現する.n 人の生存時間の観察の結果 $\{(t_i, \delta_i, z_i); i=1,\cdots, n\}$ を得たとする.ただし δ_i は死亡とセンサーを区別する確率変数で,個体 i が t_i に死亡したときは $\delta_i=1$,センサーのときは $\delta_i=0$ とする.全尤度は,死亡例には $f(t)$,センサー例には $S(t)$ を与えて構成する.

$$L=\prod_{i=1}^{n}\lambda(t_i|z_i)^{\delta_i}S(t_i|z_i)$$

$$=\prod_{i=1}^{n}\lambda(t_i|z_i)^{\delta_i}\prod_{i=1}^{n}S(t_i|z_i) \tag{6.1}$$

この尤度は物理学でいう次元の異なる量の積をとっているので,不自然にみえる.Kalbfkleisch and Prentice (1980) は $\lambda(t)$ に微小区間 $\varDelta$ を補い,$\lambda(t)\varDelta$ を用いて考えるという直感的解釈を示している.一方,Andersen *et al.* (1993) は尤度比でしか尤度を推定に使うことはないという特性から数学的議論による正当化を行っている.

対数尤度は

$$l=\sum_{i=1}^{n}\delta_i \log \lambda(t_i|z_i)-\sum_{i=1}^{n}\int_0^{t_i}\lambda(t|z_i)dt \tag{6.2}$$

$$=\sum_{i=1}^{n}\delta_i \log \lambda(t_i|z_i)-\int_0^{\infty}\sum_{i=1}^{n}I(t<t_i)\lambda(t|z_i)dt$$

$$=\sum_{i=1}^{n}\delta_i \log \lambda(t_i|z_i)-\int_0^{\infty}H(t)dt \tag{6.3}$$

ただし,$I(x)$ は x が成立するときは 1,そうでないときは 0,

$$H(t)=\sum_{i=1}^{n}I(t<t_i)\lambda(t|z_i)=\sum_{i\in R(t)}\lambda(t|z_i)$$

は時間 t でのリスクセットのハザードの和を示す階段関数.式 (6.3) の右辺第

1 項は死亡例における対数ハザードの和，第 2 項は観察期間における総ハザードを意味する．式 (6.2) 右辺第 2 項は個体ごとの寄与の和，一方和の順序を変えた式 (6.3) は時間ごとの寄与の積分となっている．

標本が均一 $\lambda(t|z_i)=\lambda(t)$ のときは，Stieltzes 積分の記号を用いて

$$l=\int_0^\infty \log \lambda(t)dN(t)-\int_0^\infty Y(t)\lambda(t)dt \tag{6.4}$$

となる．ただし，$Y(t)=\#R(t)$ は時間 t でのリスクセットの大きさ，$N(t)=\sum_{t_i\le t}\delta_i$ は時間 t 以前に発生した死亡数を示す階段関数とする．この対数尤度は Poisson 過程の仮定からも導かれ (Efron, 1977)，また Markov 過程から積積分 (product integral) を用いても導ける．部分尤度と違い式 (6.1)〜(6.4) では死亡時間そのものを用いている．

特に比例ハザード性 (式 (3.6)) を満たしている場合の全尤度を考える．式 (3.6) を式 (6.3) に代入して，

$$l=\sum_{i=1}^n \delta_i\{\log \lambda_0(t_i)+\boldsymbol{\beta}^\mathrm{T}\boldsymbol{z}_i\}-\int_0^\infty \sum_{i\in R(t)}\lambda_0(t)\exp(\boldsymbol{\beta}^\mathrm{T}\boldsymbol{z}_i)dt$$

$\boldsymbol{\beta}$ で微分して

$$\frac{\partial l}{\partial \boldsymbol{\beta}}=\sum_{i=1}^n \delta_i\boldsymbol{z}_i-\int_0^\infty \sum_{i\in R(t)}\lambda_0(t)\boldsymbol{z}_i \exp(\boldsymbol{\beta}^\mathrm{T}\boldsymbol{z}_i)dt$$

$$=\sum_{i=1}^n \delta_i\boldsymbol{z}_i-\int_0^\infty E\{Z|R(t)\}H(t)dt$$

ただし，

$$E\{Z|R(t)\}=\frac{\sum_{i\in R(t)}\boldsymbol{z}_i \exp(\boldsymbol{\beta}^\mathrm{T}\boldsymbol{z}_i)}{\sum_{i\in R(t)}\exp(\boldsymbol{\beta}^\mathrm{T}\boldsymbol{z}_i)}$$

は時間 t での共変量の重み付き平均値を示す．ここで累積ハザード

$$\Lambda(t)=\int_0^t H(u)du, \quad d\Lambda(t)=H(t)dt$$

を用いると，

$$\frac{\partial l}{\partial \boldsymbol{\beta}}=\sum_{i=1}^n \delta_i\boldsymbol{z}_i-\int_0^\infty E\{Z|R(t)\}d\Lambda(t)$$

と書ける．時間 t までの累積ハザード $\Lambda(t)$ は直接観察できないので，その推定値である時間 t までの死亡総数 $N(t)$ で置き換えると，

$$\frac{\partial l}{\partial \boldsymbol{\beta}}=\sum_{i=1}^n \delta_i\boldsymbol{z}_i-\int_0^\infty E\{Z|R(t)\}dN(t) \tag{6.5}$$

となる．これは Cox の部分尤度のスコアー関数である．全尤度では $E\{Z|R(t)\}$ を連続的に積分しているが，部分尤度では死亡発生時のみの値を加えている．これが部分尤度の意味である．全尤度の積分を求めるのには $\Lambda(t)$，したがって，$\lambda_0(t)$ の関数形に関する仮定が必要であるが，部分尤度では $\lambda_0(t)$ に関する仮定は必要ない．横軸に t，縦軸に $N(t)$ と $\Lambda(t)$ をプロットすると，比例ハザードモデルが妥当で標本数が充分あるならば，$N(t)$ は $\Lambda(t)$ にまつわりつくはずである．したがって部分尤度は漸近的に有効という予測がなされる．

さて，研究によっては正確な死亡時間が観察されないこともある．例えば大規模コホート調査で 2 年に 1 回の検査で異常の有無を調べる場合には，異常の有無のみでいつ異常になったのかまでは正確にはわからない．また部位別の発癌効果を調べる動物実験では，病理解剖により特定の癌の有無を調べるので，正確な癌発生時間は観察できない．その代わり，時間 t に癌が存在したか（δ_i =1）しなかったか（δ_i=0）という情報が与えられる．これはインターバルセンサードデータとも呼ばれ，全尤度は

$$L=\prod_{i=1}^{n}\{1-S(t_i)\}^{\delta_i}S(t_i)^{1-\delta_i} \tag{6.6}$$

となる．

今までは，死亡時間は連続で任意の時間に起こり得ると仮定していたが，死亡を示す確率変数 T があらかじめ決められた値 $t_1,\cdots,t_i,\cdots,t_m$ しかとらない場合もある．この場合のハザードの定義は 1 章で扱ったが，そこでは簡単のため共変量を考慮していなかった．本節では共変量も含めた形で離散ハザードを再定義する．時間 t_i でのリスクセットと死亡例の集合をそれぞれ R_i, D_i とする．共変量 z をもつ個体のハザードを

$$\lambda(t_i|z)=\Pr\{T=t_i|T\geq t_i, z\}$$

と書く．全尤度は，t_i のリスクセットのうち，t_i に死亡した症例にはハザード $\lambda(t_i|z)$，t_i を生きた症例には $1-\lambda(t_i|z)$ を与えることにより得られる．

$$L=\prod_{i=1}^{m}\Bigl[\prod_{j\in D_i}\lambda(t_i|z_j)\prod_{j\in R_i-D_i}\{1-\lambda(t_i|z_j)\}\Bigr] \tag{6.7}$$

時間が連続の場合のハザードは確率ではなく率（rate）だが，離散時間の場合のハザードは確率を表すため，尤度の表現が式 (6.1)～(6.6) とは外見上異

なる．Dirac のデルタ関数を用いた統一的な表現法もあるが，本書では必要ないので，省略する．

6.3 周 辺 尤 度 法

Kalbfleisch and Prentice (1973) は周辺尤度法で部分尤度を導いた．比例ハザードモデル（式 (3.6)）で $\lambda_0(t)$ を任意な関数として β を推定するかぎり，死亡の順序だけが問題であり，死亡時間そのものは不要のはずであるという考えから，以下の導出を行った．n 人の死亡時間 $t_1, \cdots, t_n$ が観察されたとし（$t_1 < \cdots < t_n$ とは限らない），対応する共変量を $z_1, \cdots, z_n$ とする．i 番目に死亡した人の個体番号を (i) で示し，死亡順序を示すベクトル $\boldsymbol{r} = ((1), \cdots, (n))$ をランク統計量と定義する．$t_{(i)}$ は i 番目の死亡の死亡時間を示すので $t_{(1)} < t_{(2)} < \cdots < t_{(n)}$ である．例えば $n = 3$ で，2, 3, 1 の順序に死亡したとすると，$(1) = 2$，$(2) = 3$，$(3) = 1$，$r = (2, 3, 1)$ となる．帰無仮説 $\beta = 0$ のもとでは，n 人は同じハザードを持つ均一な集団になるので，$\boldsymbol{r}$ は $n!$ 個の異なる順位からなるベクトル $\{(1, \cdots, n), \cdots, (n, \cdots, 1)\}$ を同じ確率でとる確率変数である．$\beta \neq 0$ のときにはその確率は一般に異なる．そこで確率変数 $\boldsymbol{r}$ が実際に観察された順位ベクトルとなる確率を計算し，それを β の周辺尤度（marginal likelihood）と呼ぶ．

まず，死亡時間は互いに独立なので $t_1, \cdots, t_n$ の結合確率密度は

$$f(t_1, \cdots, t_n) = \prod_{i=1}^{n} f(t_i | \boldsymbol{z}_i) = \prod_{i=1}^{n} f(t_{(i)} | \boldsymbol{z}_{(i)})$$

である．順位ベクトル $\boldsymbol{r} = ((1), \cdots, (n))$ の尤度は $t_{(1)} < \cdots < t_{(n)}$ となる確率なので，確率密度関数 $f(t_1, \cdots, t_n)$ の，領域 $t_{(1)} < \cdots < t_{(n)}$ の上における積分となる．

$$L(\boldsymbol{r} | \boldsymbol{\beta}) = \int_0^{\infty} \int_{t_{(1)}}^{\infty} \cdots \int_{t_{(n-1)}}^{\infty} \prod_{i=1}^{n} f(t_{(i)} | \boldsymbol{z}_{(i)}) dt_{(n)} \cdots dt_{(1)}$$

ただし，

$$f(t_{(i)} | \boldsymbol{z}_{(i)}) = \lambda_0(t_{(i)}) \exp(\boldsymbol{\beta}^{\mathrm{T}} \boldsymbol{z}_{(i)}) \exp\left\{ -\exp(\boldsymbol{\beta}^{\mathrm{T}} \boldsymbol{z}_{(i)}) \int_0^{t_{(i)}} \lambda_0(u) du \right\}$$

これに変数変換

$$y(t) = \int_0^t \lambda_0(u)\,du$$

を用いて地道に計算すると，部分尤度

$$L(\boldsymbol{r}|\boldsymbol{\beta}) = \frac{\exp(\boldsymbol{\beta}\sum_{i=1}^n \boldsymbol{z}_i)}{\prod_{i=1}^n \sum_{l \in R_{(i)}} \exp(\boldsymbol{\beta}^{\mathrm{T}} \boldsymbol{z}_l)}$$

を得る．ただし，$R_{(i)}$ は $t_{(i)}$ の直前のリスクセットを示す．

今まではセンサーはないと仮定した．しかしある確定した時間以上の生存例はすべてセンサーとし，途中脱落のセンサーはないという仮定からも同じ式が導かれる．途中センサーがある場合にも，同様の計算で同様の式が導かれる．

$$L(\boldsymbol{r}|\boldsymbol{\beta}) = \frac{\exp(\boldsymbol{\beta}\sum_{i=1}^n \boldsymbol{z}_{(i)})}{\prod_{i=1}^n \sum_{l \in R_{(i)}} \exp(\boldsymbol{\beta}^{\mathrm{T}} \boldsymbol{z}_l)} \tag{6.8}$$

センサーが分子にないことを明示するために添え字 (i) を用いている点が異なる．これは Cox の部分尤度の式である．タイ (tie 同時間死亡) がある場合の対策は次節で述べる．しかしながら，時間依存変数，競合要因まで含めた計算は困難なため，この考え方による部分尤度の正当化には限界がある．

6.4 Breslow 法

観察された死亡時間を $t_{(1)} < \cdots < t_{(k)}$ とする．ベースラインハザード関数 $\lambda_0(t)$ を死亡時間 $t_{(i)}$ で値を変える階段関数として以下のように定義する．

$$\lambda_0(t) = \lambda_i, \quad t_{(i-1)} \leqq t \leqq t_{(i)}, \quad i = 1, \cdots, k$$

ただし，$t_{(0)} = 0$ とする．$[t_{(i-1)}, t_{(i)}]$ に起きたセンサーは $t_{(i-1)}$ で起きたと仮定する．Cox の部分尤度を導くときには死亡順位しか用いないのでこの仮定は自然になされているものである．一方，全尤度ではセンサー時間も陽に用いるため，この仮定が上のように定義された λ_i の推定には偏りを生ずる可能性はある．しかしここではそれは小さいので無視できるものとする．$t_{(i)}$ での死亡例数を d_i，死亡例での共変量 z の和を S_i とすると，全尤度は式 (6.1) より

$$\prod_{i=1}^k \left[\lambda_0(t_{(i)})^{d_i} e^{\boldsymbol{\beta}^{\mathrm{T}} S_i} \exp\left\{ -\int_0^{t_{(i)}} \lambda_0(u)\,du \sum_{l \in H(i)} e^{\boldsymbol{\beta}^{\mathrm{T}} \boldsymbol{z}_l} \right\} \right]$$

ただし，$H(i)$ は $t_{(i)}$ に死亡またはセンサーとなった症例番号の集合を示す．$\lambda_0(t)$ に λ_i を代入し，exp の中の項の和の順序を症例ごとから時間ごとに変え

て，

$$\prod_{i=1}^{k} \left[\lambda_i{}^{d_i} e^{\beta^{\mathrm{T}} S_i} \exp\{ -\lambda_i (t_{(i)} - t_{(i-1)}) \sum_{l \in R(i)} e^{\beta^{\mathrm{T}} z_l} \} \right]$$

を得る．ただし $R_{(i)}$ は $t_{(i)}$ でのリスクセットを示す．これは λ_i と β の結合尤度 (joint likelihood) である．対数尤度は

$$l = \sum_{i=1}^{k} \{ d_i \log \lambda_i + \beta^{\mathrm{T}} S_i - \lambda_i (t_{(i)} - t_{(i-1)}) \sum_{l \in R(i)} \exp(\beta^{\mathrm{T}} z_l) \} \tag{6.9}$$

となる．これを $\lambda_i \,(i=1, \cdots, k)$ で偏微分して 0 とおくと，最尤推定値

$$\hat{\lambda}_i = \frac{d_i}{(t_{(i)} - t_{(i-1)}) \sum_{l \in R(i)} \exp(\beta^{\mathrm{T}} z_l)} \tag{6.10}$$

を得る．これを対数尤度 (式 (6.9)) に代入して，β を含む項を取り出せば，

$$\prod_{i=1}^{k} \frac{\exp(\beta^{\mathrm{T}} S_i)}{\{ \sum_{l \in R(i)} \exp(\beta^{\mathrm{T}} z_l) \}^{d_i}} \tag{6.11}$$

となる．特に $d_i \equiv 1$ のときには，Cox の部分尤度と一致する．これはタイも考慮した巧妙な導出法であるが，観察死亡数の増加がパラメーター (λ_i) の増加を促すという性質をもっている．このため，最尤推定値の一致性（最尤推定値が標本サイズの増加とともに真値に確率収束するという性質）や漸近正規性（最尤推定値が標本サイズの増加とともに真値の周りに正規分布するという性質）を保証する標準的な最尤推定理論を適用できないという欠陥を有している．すなわち，この導出法で部分尤度を導くことはできるが，その尤度に基づく最尤推定値の性質まで導くことはできない．しかしながらこれはあくまで数学的証明が困難というだけのことであって，応用における制限とは異質の問題である．実際シミュレーション研究によると，タイが偶然起きる程度に少ないときはこの尤度による推定値の精度はよいとされている．

　式 (6.10) の分母を移項すると，$[t_{(i-1)}, t_{(i)})$ における死亡数と総ハザードが等しくなるようにハザード $\hat{\lambda}_i$ が定まることがわかる．また式 (6.10) でもし $\beta = 0$（標本が均一）ならば，分母は「死亡数割る at risk の述べ時間」となる．Link (1984) はハザードの推定値式 (6.10) から累積ハザード $\hat{\Delta}_0(t)$ を計算し，生存時間関数の推定値を求めた：$t_{(i)} < t \leq t_{(i+1)}$ となる t について

$$\hat{\Delta}_0(t) = \int_0^t \hat{\lambda}_0(u) du$$
$$= (t_{(1)} - t_{(0)}) \hat{\lambda}_1 + \cdots + (t_{(i)} - t_{(i-1)}) \hat{\lambda}_i + (t - t_{(i)}) \hat{\lambda}_{i+1}$$

$$= \sum_j d_j \{ \sum_{l \in R(j)} \exp(\boldsymbol{\beta}^T \boldsymbol{z}_l) \}^{-1} + \frac{(t - t_{(i)}) d_{i+1}}{(t_{(i+1)} - t_{(i)})} \{ \sum_{l \in R(i+1)} \exp(\boldsymbol{\beta}^T \boldsymbol{z}_l) \}^{-1}$$

$$\hat{S}_0(t) = \exp\{ - \hat{\Lambda}_0(t) \}$$

$$\hat{S}(t|z) = \hat{S}_0(t)^{\exp(\beta z)} = \exp\{ - \hat{\Lambda}_0(t) e^{\beta^T z} \}$$

共変量に測定誤差があるときにそれを無視した解析を行うと回帰係数の推定に偏りの生ずることを5章で述べたが，生存時間関数にも偏りが生ずる．回帰係数の修正と同様の方法で生存時間関数の修正も可能である．式(6.10)のハザードの推定値を以下の1次修正推定値に変更して，生存時間関数を求めればよい (Kong and Huang, 1998).

$$\hat{\lambda}_i = \frac{d_i}{(t_{(i)} - t_{(i-1)}) \sum_{i \in R(i)} \exp(\boldsymbol{\beta}^T \boldsymbol{z}_l - \boldsymbol{\beta}^T \Lambda \boldsymbol{\beta}/2)}$$

6.5 タイがあるときの尤度

部分尤度の導出では，死亡時間は連続変数でタイはないと仮定していた．Cox (1972) はタイがあるときの部分尤度を，式(3.10)を導いたときの議論を修正して，以下のように与えた．この導出法は標準的なものではあるが，以後の議論において重要な点を含むので詳しく記述する．まず時間 t でのリスクセットを $R(t)$ とする．$R(t)$ のうち特定の d 人からなる部分集合 D を考える．Δ を微小時間とすると，D の要素が全員 $t + \Delta$ までに死に，残りが生きる確率は近似的に，

$$P(D, t) = \prod_{k \in D} \lambda(t|z_k) \Delta \prod_{j \in R(t) - D} \{ 1 - \lambda(t|z_j) \Delta \}$$

となる．これを用いて条件付き確率

Pr $\{D$ の要素全員が $t + \Delta$ までに死ぬ$|R(t)$ のうちちょうど d 人が $t + \Delta$ までに死ぬ$\}$

を求める．$R^*(t, d) = \{ A \subset R(t) | \#A = d \}$ で要素の数が d の部分集合 (subset) からなる集合 (collection) を示す．その条件付き確率は

$$\frac{P(D, t)}{\sum_{A \in R^*(t, d)} P(A, t)}$$

となるので，これに上の近似式を用いれば，

$$\frac{\sum_{A \in R^*(t,d)} \prod_{j \in A} \lambda(t|z_j) \prod_{j \in R(t)-A}\{1-\lambda(t|z_j)\Delta\}}{\prod_{j \in D} \lambda(t|z_j) \prod_{j \in R(t)-D}\{1-\lambda(t|z_j)\Delta\}}$$

となる．さらに Δ が小さいと $1-\lambda(t|z_j)\Delta \fallingdotseq 1$ であるから，この式は近似的に

$$\frac{\prod_{j \in D} \lambda(t|z_j)}{\sum_{A \in R^*(t,d)} \prod_{j \in A} \lambda(t|z_j)}$$

となる．これに比例ハザードモデル $\lambda(t|z)=\lambda_0(t)\exp(\boldsymbol{\beta}^{\mathrm{T}}z)$ を代入し，A に属する個体の共変量 z の和を $s(A)$ で示すと，その確率は最終的に

$$\frac{\exp\{\boldsymbol{\beta}^{\mathrm{T}}s(D)\}}{\sum_{A \in R^*(t,d)}\exp\{\boldsymbol{\beta}^{\mathrm{T}}s(A)\}}$$

となる．この確率を死亡時点 $t_i\,(i=1,\cdots,k)$ ごとに求めてかけ合わせた積

$$L=\prod_{i=1}^{k}\frac{\exp\{\boldsymbol{\beta}^{\mathrm{T}}s(D_i)\}}{\sum_{A \in R^*(t_i,d_i)}\exp\{\boldsymbol{\beta}^{\mathrm{T}}s(A)\}} \tag{6.12}$$

がタイを考慮した近似尤度とされた．対数尤度，スコアーはそれぞれ

$$l(\boldsymbol{\beta})=\sum_{i=1}^{k}[\boldsymbol{\beta}^{\mathrm{T}}S(D_i)-\log\sum_{A \in R^*(t_i,d_i)}\exp\{\boldsymbol{\beta}^{\mathrm{T}}s(A)\}]$$

$$U(\boldsymbol{\beta})=\sum_{i=1}^{k}\left[S(D_i)-\frac{\sum_{A \in R^*(t_i,d_i)}s(A)\exp\{\boldsymbol{\beta}^{\mathrm{T}}s(A)\}}{\sum_{A \in R^*(t_i,d_i)}\exp\{\boldsymbol{\beta}^{\mathrm{T}}s(A)\}}\right] \tag{6.13}$$

となる．しかしながらその後，この尤度はタイが増えると計算量が急激に増えるというだけでなく，近似の精度も急激に悪くなることが指摘されている．

Cox (1972) は一方でタイを扱うためのモデルとしてロジスティックモデル

$$\frac{\lambda(t|z)\Delta}{1-\lambda(t|z)\Delta}=\frac{\lambda_0(t)\Delta}{1-\lambda_0(t)\Delta}\exp(\boldsymbol{\beta}^{\mathrm{T}}z) \tag{6.14}$$

も提案し，実はこの条件付き確率が正確に上の尤度になることを示した．いいかえると，式(6.12)は式(6.14)の回帰係数の尤度と解釈される．したがって，式(6.12)がタイのないことを仮定した部分尤度式(3.12)の近似尤度という解釈が同時に成り立つことは不自然であり，強い疑問を投げ掛ける．Kalbfleisch and Prentice (1973) は連続でタイのない死亡時間を時間間隔 Δ でグループ化して，尤度式(6.12)を用いて式(3.6)の回帰係数を推定するシミュレーション実験を行った．その結果，この尤度は Δ が大きくなるにつれて，回帰係数を過大評価する傾向のあることがわかった．もちろんその尤度はCox が指摘したとおり，ロジスティックモデル式(6.14)での回帰係数の値に近いことも確認した．一方，ロジスティックモデルを独立したモデルとしてそ

の価値を検討するならば，計算が著しく面倒な反面，比例ハザード性に反する仮定なため実践における解釈も明確ではない．このため，結局この尤度が応用で用いられることは稀である．

本来連続時間モデルに従う死亡時間をグループ化した場合には次節のグループ時間モデルを用いるべきである．しかしタイが全体の死亡数に比べて少ない場合には，計算が簡単で近似もよい尤度として，前節の Breslow による尤度を用いることが統計ソフトでは普遍的に行われている．この尤度でのスコアー関数と情報量は以下で与えられる．

$$U(\boldsymbol{\beta}) = \sum_i \left\{ S_i - \frac{d_i \sum_{j \in R_i} \boldsymbol{z}_j \exp(\boldsymbol{\beta}^\mathrm{T} \boldsymbol{z}_j)}{\sum_{j \in R_i} \exp(\boldsymbol{\beta}^\mathrm{T} \boldsymbol{z}_j)} \right\} \tag{6.15}$$

$$I(\boldsymbol{\beta}) = \sum_i d_i \left[\frac{\sum_{j \in R_i} \boldsymbol{z}_j \boldsymbol{z}_j^\mathrm{T} \exp(\boldsymbol{\beta}^\mathrm{T} \boldsymbol{z}_j)}{\sum_{j \in R_i} \exp(\boldsymbol{\beta}^\mathrm{T} \boldsymbol{z}_j)} - \frac{\{\sum_{j \in R_i} \boldsymbol{z}_j \exp(\boldsymbol{\beta}^\mathrm{T} \boldsymbol{z}_j)\}\{\sum_{j \in R_i} \boldsymbol{z}_j \exp(\boldsymbol{\beta}^\mathrm{T} \boldsymbol{z}_j)\}^\mathrm{T}}{\{\sum_{j \in R_i} \exp(\boldsymbol{\beta}^\mathrm{T} \boldsymbol{z}_j)\}^2} \right]$$

しかしながら，ほとんどの死亡時間にタイが観察されるような場合には，この尤度の精度はかなり悪い (Kalbfleisch and Prentice, 1980)．

最後に，周辺尤度の考え方を拡張して，連続時間モデルでタイがあるときの正確な尤度を与える．部分尤度の式 (3.12)，(6.8) の導出において，i 番目の死亡時間 $t_{(i)}$ の直前のリスクセットを R_i，死亡数を d_i，死亡者の集合を D_i とする．本来は d_i 人の死亡時間は異なっているのだが，測定精度が悪いために同時死亡として記録されたと考える．真実の順序は D_i 人の $d_i!$ 通りの順列のどれかである．そのどれもが同様に確からしいので，$d_i!$ 通りの尤度の和を $t_{(i)}$ での尤度への寄与とする．記号の節約のために，個体の番号をふりなおして，$D_i = \{1, 2, \cdots, d_i\}$ とする．D_i の要素の順列の集合を Q_i とする．$\#Q_i = d_i!$ である．まず順列 $(1, 2, \cdots, d_i) \in Q_i$ の寄与を考える．$1, 2, \cdots, d_i$ の順に死亡したのであるから，at risk は $R_i, R_i - \{1\}, R_i - \{1, 2\}, \cdots, R_i - \{1, 2, \cdots, d_i - 1\}$ と減少していくので，尤度への寄与は

$$L_i(1, 2, \cdots, d_i) = \prod_{j=1}^{d_i} \frac{\exp(\boldsymbol{\beta}^\mathrm{T} \boldsymbol{z}_j)}{\sum_{k \in R_i - (1, \cdots, j-1)} \exp(\boldsymbol{\beta}^\mathrm{T} \boldsymbol{z}_k)} = \frac{\exp(\boldsymbol{\beta}^\mathrm{T} \boldsymbol{s}_i)}{\prod_{j=1}^{d_i} \sum_{k \in R_i - (1, \cdots, j-1)} \exp(\boldsymbol{\beta}^\mathrm{T} \boldsymbol{z}_k)}$$

と書ける．ただし，$\boldsymbol{s}_i = \sum_{j \in D_i} \boldsymbol{z}_j$ である．他の順列 $P \in Q_i$ についても同様である．リスクセット R_i から P の要素を順列の順番に除いた集合を

$$R_i(P, j), \quad j = 0, 1, \cdots, d_i - 1$$

とする．ただし $R_i(P, 0) = R_i$．順列 P の尤度への寄与は

$$L_i(P) = \frac{\exp(\boldsymbol{\beta}^{\mathrm{T}} \boldsymbol{s}_i)}{\prod_{j=1}^{d_i} \sum_{k \in R_i(p,j)} \exp(\boldsymbol{\beta}^{\mathrm{T}} \boldsymbol{z}_k)} \tag{6.16}$$

となる．分子は順列 $(1, 2, \cdots, d_i)$ のときと同じである．$t_{(i)}$ での尤度への寄与 L_i は式 (6.16) の和

$$L_i = \sum_{P \in Q_i} L_i(P)$$

である．この尤度をすべての死亡時間についてかけた積 $\prod_i L_i$ が正確な部分尤度である．Kalbfleisch and Prentice (1973) は先に述べたシミュレーション実験で，この尤度は $\mathit{\Delta}$ が大きくなっても回帰係数を安定して推定することを確認した．

本節ではタイがある場合の様々な尤度を解説したが，応用においては計算の困難さを回避することが優先されて，タイが小さい場合は Breslow 近似，大きい場合は離散モデルまたは Poisson 回帰モデルが用いられる傾向にある．

6.6 グループ化時間モデルおよび離散時間モデル

死亡時間を示す確率変数 T があらかじめ決められた離散値 $t_1, \cdots, t_i, \cdots$ しかとらないときのハザードの定義 (6.3 節) に従い，この節では離散時間比例ハザードモデルを定義する．共変量 $\boldsymbol{z}$ とベースライン $(\boldsymbol{z}=\boldsymbol{0})$ の t_i でのハザードをそれぞれ $\lambda(t_i|\boldsymbol{z})$, $\lambda_0(t_i)$ とすると，生存時間関数は，それぞれ

$$S(t_i|\boldsymbol{z}) = \Pr\{T \geqq t_i|\boldsymbol{z}\} = \{1 - \lambda(t_1|\boldsymbol{z})\} \cdots \{1 - \lambda(t_{i-1}|\boldsymbol{z})\}$$

$$S_0(t_i) = \Pr\{T \geqq t_i|\boldsymbol{z}=\boldsymbol{0}\} = \{1 - \lambda_0(t_1)\} \cdots \{1 - \lambda_0(t_{i-1})\}$$

となる．これらが比例ハザード性 (式 (3.7)) の関係を有するならば，ある関数 $\boldsymbol{r}$ について，

$$S(t_i|\boldsymbol{z}) = S_0(t_i)^{r(z)}$$

がすべての i で成立せねばならない．したがって，

$$1 - \lambda(t_i|\boldsymbol{z}) = \{1 - \lambda_0(t_i)\}^{r(z)}, \quad i = 1, 2, \cdots$$

を比例ハザードモデルの定義とする．対数線形性を仮定すれば，

$$S(t_i|\boldsymbol{z}) = S_0(t_i)^{\exp(\beta z)}$$

$$1 - \lambda(t_i|\boldsymbol{z}) = \{1 - \lambda_0(t_i)\}^{\exp(\beta z)}, \quad i = 1, 2, \cdots \tag{6.17}$$

となる．連続変量の場合のモデル $\lambda(t_i|\boldsymbol{z}) = \lambda_0(t_i)\exp(\boldsymbol{\beta}^{\mathrm{T}}\boldsymbol{z})$ とは形式的に異なる

が，$\lambda_0(t_i)$ が小さいときは，$1-x \fallingdotseq \exp(-x)$ を繰り返し用いれば，

$$\lambda(t_i|z)=1-\{1-\lambda_0(t_i)\}^{\exp(\beta z)} \fallingdotseq \lambda_0(t_i)\exp(\boldsymbol{\beta}^\mathsf{T}\boldsymbol{z})$$

となり近似的に一致する．

一方 T が連続時間のときに，適当な時間間隔ごとに区切って死亡の発生を確認することがある．これは時間のグループ化 (grouped failure time) と呼ばれる．グループ化された時間間隔を $A_1=[a_0, a_1)$，$A_2=[a_1, a_2)$，$\cdots$，$A_i=[a_{i-1}, a_i)$，$\cdots$ とする．共変量 z とベースライン ($\boldsymbol{z}=0$) の生存時間関数をそれぞれ，$S(t|z)$，$S_0(t)$ とする．それらが連続時間での対数線形比例ハザードモデルに従うとする．

$$S(t|z)=S_0(t)^{\exp(\beta z)}, \quad t>0$$

これと連続時間での公式

$$S_0(t)=\exp\left\{-\int_0^t \lambda_0(u)du\right\}$$

をハザードの定義式

$$\lambda(A_i|\boldsymbol{z})=\mathrm{Pr}\{T\in[a_{i-1}, a_i)|\,T\geqq a_{i-1}, z\}=\frac{S(t_{i-1}|\boldsymbol{z})-S(t_i|\boldsymbol{z})}{S(t_{i-1}|\boldsymbol{z})}$$

$$\lambda_0(A_i)=\mathrm{Pr}\{T\in[a_{i-1}, a_i)|\,T\geqq a_{i-1}\}=\frac{S_0(t_{i-1})-S_0(t_i)}{S_0(t_{i-1})}$$

に代入すると，

$$\lambda(A_i|\boldsymbol{z})=1-\{1-\lambda_0(A_i)\}^{\exp(\beta z)}, \quad i=1, 2 \tag{6.18}$$

となる．式 (6.17) と式 (6.18) を比べると，死亡時間がもともと離散時間のときも，連続の死亡時間をグループ化したときも，結局同じ比例ハザードモデルに帰着する．この事実は推定方法においても，解釈においても，それらの区別を意識しないでよいことを意味する．

計算においては，$\lambda_i=\lambda_0(t_i)=\lambda_0(A_i)$ の値が 0 より大で 1 より小さいという制限を外すために，

$$\gamma_i=\log\{-\log(1-\lambda_i)\}, \quad 1-\lambda_i=\exp\{-\exp(\gamma_i)\}$$

と変換することが収束を早めるための定石である．すると，式 (6.17) は

$$1-\lambda_i(z)=(1-\lambda_i)^{\exp(\beta z)}=\exp\{-\exp(\gamma_i+\boldsymbol{\beta}^T\boldsymbol{z})\}$$

となる．ここで離散時間 t_i（グループ化時間では A_i）でのリスクセットを R_i，死亡数を D_i とすると，対数全尤度（部分尤度ではない）は式 (6.3) より，

6.6 グループ化時間モデルおよび離散時間モデル

$$l(\boldsymbol{\gamma}, \boldsymbol{\beta}) = \sum_{i=1}^{k} l_i$$

$$l_i = \sum_{j \in D_i} \log[1 - \exp\{-\exp(\gamma_i + \boldsymbol{\beta}^{\mathrm{T}} \boldsymbol{z}_j)\}] - \sum_{j \in R_i} \exp(\gamma_i + \boldsymbol{\beta}^{\mathrm{T}} \boldsymbol{z}_j)$$

となる．最初の和は死亡例のみの対数ハザード $\log \lambda_i(\boldsymbol{z})$ の和で，最後の和はリスクセット全体の対数生存時間 $\log\{1 - \lambda_i(\boldsymbol{z})\}$ の和である．この尤度から回帰係数 $\boldsymbol{\beta}$ と生存時間関数 $\boldsymbol{\gamma}$ の同時最尤推定値を求める．この尤度は正確なので，タイが多くても精度は落ちない．

一方，値の制限を無視して単純に

$$\alpha_i = 1 - \lambda_0(t_i)$$

とおくと，式 (6.17) は

$$\lambda(t_i|z) = 1 - \alpha_i^{\exp(\beta z)} \tag{6.19}$$

となる．これを式 (6.3) に代入すると，尤度は

$$L = \prod_{i=1}^{m} \Big[\prod_{j \in D_i} \{1 - \alpha_i^{\exp(\beta z_j)}\} \prod_{R_i - D_i} \alpha_i^{\exp(\beta z_j)} \Big] \tag{6.20}$$

となる．これは Kalbfleisch and Prentice (1980) Chap.4.3 において，連続時間と離散時間をともに含む複合モデルのノンパラメトリック最大尤度として与えられたものと一致する．式 (6.20) の対数を $\alpha_1, \cdots, \alpha_m$ で偏微分して 0 とおくと，連立方程式

$$\sum_{j \in D_i} \frac{\exp(\boldsymbol{\beta}^{\mathrm{T}} \boldsymbol{z}_j)}{1 - \alpha_i^{\exp(\beta z_j)}} = \sum_{l \in R_i} \exp(\boldsymbol{\beta}^{\mathrm{T}} \boldsymbol{z}_l), \quad i = 1, 2, \cdots, m$$

を得る．もしタイがなければこの方程式の解は簡単に求まり，最尤推定値

$$\hat{a}_i = \Big(1 - \frac{\exp(\boldsymbol{\beta}^{\mathrm{T}} \boldsymbol{z}_{(i)})}{\sum_{l \in R_i} \exp(\boldsymbol{\beta}^{\mathrm{T}} \boldsymbol{z}_l)} \Big)^{\exp(-\beta z_{(i)})}, \quad i = 1, 2, \cdots, m$$

を得る．しかしタイがあるときは Newton-Raphson 法で求める．最尤推定値 $\hat{a}_i$ を

$$\hat{S}_0(t) = \prod_{t_i < t} \hat{a}_i$$

に代入してベースライン生存率関数の最尤推定値を得る．これは階段関数であるが，離散時間全尤度を用いたので当然の結果である．一方，6.4 節の Breslow 法は連続時間モデルの近似なので，ハザードは階段関数であったが，生存時間関数は連続関数として求めた．

6.7 拡張ログランク検定と部分尤度

部分尤度のスコアー関数式 (3.14) で $\boldsymbol{\beta}=0$ とおくと，スコアー統計量が得られる．センサーもタイもない場合について実際に求めてみる．番号を振り替えて i 番目に死んだ症例の番号を i とする．$j \in R_i$ iff $j \geqq i$ であるから

$$U(0)=\sum_i \left\{ \boldsymbol{z}_i - \sum_{j \in R_i} \frac{\boldsymbol{z}_j}{n-i+1} \right\}$$

$$=\sum_i \boldsymbol{z}_i - \sum_i \sum_{j \geqq i} \frac{\boldsymbol{z}_j}{n-i+1}$$

$$=\sum_i \boldsymbol{z}_i - \sum_j \sum_{i \geqq j} \frac{\boldsymbol{z}_j}{n-i+1}$$

$$=\sum_i \boldsymbol{z}_i - \sum_i \sum_{j \geqq i} \frac{\boldsymbol{z}_i}{n-j+1}$$

$$=\sum_i \boldsymbol{z}_i [1-\{n^{-1}+(n-1)^{-1}+\cdots+(n-i+1)^{-1}\}] \tag{6.21}$$

i 番目 (rank i) の死亡症例に括弧内のスコアーを与えた和となっている．このスコアーは n が大きいときには log を用いて近似できることがログランク検定のいわれである．情報量関数に $\boldsymbol{\beta}=0$ を代入して整理すると，

$$I(0)=\sum_i \left\{ \sum_{j \in R_i} \frac{\boldsymbol{z}_j \boldsymbol{z}_j^{\mathrm{T}}}{n-i+1} - \frac{(\sum_{j \in R_i} \boldsymbol{z}_j)(\sum_{j \in R_i} \boldsymbol{z}_i)^{\mathrm{T}}}{(n-i+1)^2} \right\}$$

となる．ここで

$$E_i=\sum_{j \in R_i} \frac{\boldsymbol{z}_j}{n-i+1}$$

と書くと，

$$U(0)=\sum_i \{ \boldsymbol{z}_i - E_i \},$$

$$I(0)=\sum_i \sum_{j \geqq i} \frac{(\boldsymbol{z}_j - E_i)(\boldsymbol{z}_j - E_i)^{\mathrm{T}}}{n-i+1}$$

と書ける．

$$X^2 = U(0)^{\mathrm{T}} I(0)^{-1} U(0)$$

は帰無仮説 $\boldsymbol{\beta}=0$ のもとで χ^2 分布 (自由度は $\boldsymbol{z}$ の次元) に従うスコアー検定統計量である．特に $\boldsymbol{z}$ が群を識別する 2 値のダミー変数の場合には X^2 またはその平方根，$U(0)I(0)^{-1/2}$ は 2 章で扱ったセンサーがない場合のログランク検定

統計量になる. 2章で扱ったログランク検定では症例は一様 (共変量はない) と仮定されていたが, 共変量が存在する場合へのログランク検定の拡張が上の X^2 である. この方法の複合仮説 (いくつかの回帰係数が 0 という仮説の検定) への拡張は計算が容易でないので, 通常は尤度比検定が用いられる.

センサーもタイもある場合には, Breslow の近似尤度式 (6.15) を用いることができる. 式 (6.15) で $\beta=0$ とおくと, スコアー統計量

$$U(0)=\sum_i\Big\{S_i-\frac{d_i}{n_i}\sum_{j\in R_i}z_j\Big\}$$
$$=\sum_i(S_i-E_i) \tag{6.22}$$

を得る. ただし, $n_i=\#R_i$, $E_i=(d_i/n_i)\sum_{j\in R_i}z_j$ である. E_i は R_i に含まれる共変量から d_i 個非復元抽出したときの平均値となっている. 情報量関数に $\beta=0$ を代入して

$$I(0)=\sum_i d_i\Big\{\sum_{j\in R_i}\frac{(z_j-E_i)(z_j-E_i)^{\mathrm{T}}}{n_i}\Big\} \tag{6.23}$$

となる. これは $U(0)$ の漸近分散の推定値であるが, 非復元抽出を反映しておらず小標本では過大な推定値になっている. したがって, 検定は保守的 (conservative) となる. 非復元抽出を反映した正しい分散推定値

$$V=\sum_i d_i\Big(\sum_{j\in R_i}\frac{(z_j-E_i)(z_j-E_i)^{\mathrm{T}}}{n_i}\Big)\Big(\frac{n_i-d_i}{n_i-1}\Big)$$

はロジスティックモデル (式 (6.14)) に基づく尤度 (式 (6.12)) の情報量 (式 (6.13) を β で微分した式に $\beta=0$ を代入した値) として与えられる. 尤度 (式 (6.12)) のスコアー関数 (式 (6.13)) に $\boldsymbol{\beta}=0$ を代入しても式 (6.20) となる.

6.8 対 デ ー タ

共変量 $z_1, \cdots, z_m$ のうちのいくつかの値を同じくする個体を対 (pair) にして, どちらが先に死亡するかを観察する実験を考える. 一般に, 対ごとに値の一致する共変量は異なってもよいものとする. 例えば, 癌臨床試験において, 深達度, リンパ節転移度, 組織型分類, パフォーマンスステイタス, 等重要な予後因子のうちの幾つかが一致する患者を対にする場合に相当する. 目的は対にす

ることにより重要な共変量の影響を調整した後の治療あるいは処置のエンドポイントに与える効果の推定である.

　基本的には1対を1つの層とした層別 Cox 回帰法を適用する. $Z=(z_1, \cdots, z_m)$ として個体ごとに比例ハザードモデル

$$\lambda(t|Z, s)=\lambda_{s0}(t)\exp(\boldsymbol{\beta}^{\mathrm{T}}Z) \qquad (6.24)$$

を仮定する. エンドポイントは個体ごとに観察され, 得られるデータは $\{(t_{si}, Z_{si}),\ i=1, 2\ ;\ s=1, \cdots, n\}$ となる. ここで,

$$t_{(s)}=\min\{t_{s_1}, t_{s_2}\}$$

$$X_s=Z_{s_2}-Z_{s_1}$$

$$r_s=0\ \text{if}\ t_{s_1}<t_{s_2},\ =1\ \text{if}\ t_{s_2}<t_{s_1}$$

と定義する. 尤度 L への層 s の寄与 L_i は

$$L_i=\Pr\{r_s|\ \text{ともに}\ t_{(s)}\ \text{の直前まで生存が観察され,}\ t_{(s)}\ \text{に一方が死亡}\}$$

$$=\frac{(1-r_s)\exp(\boldsymbol{\beta}^{\mathrm{T}}Z_{s_1})+r_s\exp(\boldsymbol{\beta}^{\mathrm{T}}Z_{s_2})}{\exp(\boldsymbol{\beta}^{\mathrm{T}}Z_{s_1})+\exp(\boldsymbol{\beta}^{\mathrm{T}}Z_{s_2})}$$

$$=\frac{(1-r_s)+r_s\exp(\boldsymbol{\beta}^{\mathrm{T}}X_{s_2})}{1+\exp(\boldsymbol{\beta}^{\mathrm{T}}X_{s_2})}$$

$$=\frac{\exp(r_s\boldsymbol{\beta}^{\mathrm{T}}X_{s_2})}{1+\exp(\boldsymbol{\beta}^{\mathrm{T}}X_{s_2})}$$

となる. したがって,

$$L=\prod_s\left(\frac{\exp(r_s\boldsymbol{\beta}^{\mathrm{T}}X_{s_2})}{1+\exp(\boldsymbol{\beta}^{\mathrm{T}}X_{s_2})}\right) \qquad (6.25)$$

となる. これはロジスティックモデルの尤度である.

　層によっては一方(または両方)にセンサーが発生したために, r_s の観察されない場合がある. それが独立なセンサーならばその層は単純に尤度に寄与しないだけである.

練習問題

[**問題 6.1**]　式 (6.2) から式 (6.3) への変換を導け.

[**問題 6.2**]　6.3 節の周辺尤度が部分尤度と一致することを示せ.

[**問題 6.3**]　6.4 節の式 (6.10) を式 (6.9) に代入して, β を含む項をとり出し, 式 (6.11) を導け.

7

競　合　リ　ス　ク

7.1　死因が複数ある場合

　本節ではエンドポイントが複数ある場合を扱う．例えば人を長期に追跡して，肺癌，その他の癌，その他の疾患，事故自殺と死因を4分類して，それぞれへの喫煙習慣の影響を調査するコホート研究が該当する．それらの死因は競合リスク要因（competing risks）と呼ばれる．通常それらの死因は確率的に独立ではない．例えば，肺癌のリスクの高い人はその他の癌のリスクも高いかもしれない．したがって，喫煙習慣の肺癌への影響を推定する際に，その他の癌で死亡した症例も事故死した症例も，同等にセンサーとして扱うことは無視できない偏りを生ずるはずである．しかしほとんどの疫学研究では，肺癌死のみをエンドポイントとし，その他の死因での死亡はどれもセンサー扱いとして解析がなされている．当然ながら，その結果の解釈は慎重にしなければならない．まずそのような解析が許されている根拠と前提条件を考察する．

　死因が $m(>1)$ 個あるとする．死因を示す確率変数を J で表す．死因別ハザード（cause-specific hazard）を次の式で定義する．

$$\lambda_j(t|\mathbf{z}) = \lim_{\Delta t \to 0} \frac{\Pr\{t \leq T < t + \Delta t, J=j | T \geq t, \mathbf{z}\}}{\Delta t}, \quad j=1,\cdots,m \qquad (7.1)$$

　いいかえると「t まで生存した者が，$t+\Delta t$ までに死因 j で死ぬ確率を単位時間当たりの量に換算し，$\Delta t \to 0$ としたときの極限値」である．直感的には $\lambda_j(t)\Delta t$ は t まで生きた人が Δt の期間に死因 j で死ぬ確率の近似値である．

$$\lambda(t|\boldsymbol{z}) = \lambda_1(t|\boldsymbol{z}) + \cdots + \lambda_m(t|\boldsymbol{z}) \tag{7.2}$$

とすると，$\lambda(t|\boldsymbol{z})$ は前章までの全死因でのハザードとなる．死因ごとの部分生存時間関数（cause-specific sub-survivor function）を

$$S_j(t|\boldsymbol{z}) = \exp\left\{ -\int_0^t \lambda_j(u|\boldsymbol{z}) du \right\}$$

と定義すると，全死因での生存時間関数は式(7.1)より，

$$S(t|\boldsymbol{z}) = S_1(t|\boldsymbol{z}) \cdots S_m(t|\boldsymbol{z})$$

となる．死因別部分密度関数（cause-specific sub-density function）を

$$f_j(t|\boldsymbol{z}) = \lim_{\Delta t \to 0} \frac{\Pr\{t \le T < t + \Delta t,\, J = j | \boldsymbol{z}\}}{\Delta t}, \quad j = 1, \cdots, m$$

と定義する．これは直感的には時間 t に死因 j で死ぬ確率密度を示すが，積分しても1にならない．S_j と f_j は便利な記号であるが，特別な場合を除いて具体例での解釈が困難な量である．式(7.1)を式(1.4)と同様にして書き直すと

$$\lambda_j(t|\boldsymbol{z}) = \frac{f_j(t|\boldsymbol{z})}{S(t|\boldsymbol{z})} \tag{7.3}$$

となるので，全死因での確率密度関数は

$$f(t|\boldsymbol{z}) = \lambda(t|\boldsymbol{z}) S(t|\boldsymbol{z}) = f_1(t|\boldsymbol{z}) + \cdots + f_m(t|\boldsymbol{z})$$

となる．これは積分すると1になる．

死因 j による死亡数を $D(j)$ とし，死亡総数を D とする：$D = D(1) + \cdots + D(m)$．死因 j による k 番目の死亡時間を t_{jk}，その症例番号を (j,k)，t_{jk} の直前まで観察されていた症例の集合を R_{jk} とする．するとその症例の全尤度への寄与は式(7.3)より，

$$
\begin{aligned}
L_{jk} &= f_j(t_{jk}|\boldsymbol{z}_{(j,k)}) \\
&= \lambda_j(t_{jk}|\boldsymbol{z}_{(jk)}) S(t_{jk}|\boldsymbol{z}_{(j,k)}) \\
&= \lambda_j(t_{jk}|\boldsymbol{z}_{(j,k)}) S_1(t_{jk}|\boldsymbol{z}_{(j,k)}) \cdots S_m(t_{jk}|\boldsymbol{z}_{(j,k)})
\end{aligned}
$$

となる．記号の便利さのためにセンサーによる観察終了を $J = 0$ で示す．すると，時間 t_{0k} に発生したセンサー例による全尤度への寄与は

$$
\begin{aligned}
L_{0k} &= S(t_{0k}|\boldsymbol{z}_{(0,k)}) \\
&= S_1(t_{0k}|\boldsymbol{z}_{(0,k)}) \cdots S_m(t_{0k}|\boldsymbol{z}_{(0,k)})
\end{aligned}
$$

となる．全尤度はそれらの積

$$L = \prod_{j=0}^{m} \prod_{k=1}^{D(j)} L_{jk}$$

で与えられる。ただし、$D(0)$ はセンサーの総数を示す。全尤度の積をなす項のうち、$\lambda_j(t;\boldsymbol{z})$ を含む項のみをとり出して L_j と書くと、

$$L = L_1 \times \cdots \times L_j \times \cdots \times L_m$$

ただし、

$$L_j = \prod_{k=1}^{D(j)} \lambda_j(t_{jk}|\boldsymbol{z}_{(j,k)}) \prod_{i=0}^{m} \prod_{k=1}^{D(i)} S_j(t_{ik}|\boldsymbol{z}_{(i,k)}) \tag{7.4}$$

である。各 $j=1,\cdots,m$ について、$\lambda_j(t|\boldsymbol{z})$ は L_j にのみ含まれている。いいかえると対数尤度は $\lambda_j(t|\boldsymbol{z})$ のみからなる項 $\log L_j$ の和に分解される。したがって各 $\log L_j$ を最大にする $\lambda_j(t|\boldsymbol{z})$ が $\lambda_j(t|\boldsymbol{z})$ の最尤推定値となる。式 (7.4) をみると、結果として、L_j は死因 j による死亡のみをエンドポイント、それ以外の死因による死亡とセンサーをセンサー例とみなしたときの全尤度となっている。j 以外の死因はセンサーとすれば、$S_j(t)$ は生存時間関数 $S(t)$ と一致する。したがって、$\lambda_j(t|\boldsymbol{z})$ に関する推定を行うには、死因 j による死亡のみをエンドポイント、それ以外をセンサーとみなした Cox 解析を行ってよいことになる。ここまでの議論に比例ハザード性は用いていない。

ここで死因別比例ハザードモデル

$$\lambda_j(t|\boldsymbol{z}) = \lambda_{0j}(t)\exp\{\boldsymbol{\beta}(j)^{\mathrm{T}}\boldsymbol{z}\}, \quad j=1,\cdots,m \tag{7.5}$$

を仮定する。$\lambda_{0j}(t)$、$\boldsymbol{\beta}(j)$ はそれぞれ死因 j のベースラインハザードと回帰係数を示す。上の議論により、競合リスク要因での死亡はすべてセンサーとみなして通常の Cox 回帰法を適用すれば、回帰係数 $\boldsymbol{\beta}(j)$ の推定が行える。6.8 節のモデルに競合リスク要因を加味することも、リスク要因 j ごとの回帰係数 $\boldsymbol{\beta}(j)$ と指示関数 r_{sj} を用いて容易に行える。

競合リスク要因での死亡は、あたかもセンサーかのようにみなして解析してよいという事実は応用上好ましい結果である。しかしそうして得られた解析結果の解釈まで、競合リスク要因を無視してよいとはしていない点に注意しなければならない。センサーは死亡とは独立に起こるので、センサーの影響を無視した解析結果の解釈が可能である。したがって解析結果は理論上普遍性をもつ。しかし競合リスク要因は一般に互いに独立でないので、得られた結果は競合リスク要因の影響下にある。いいかえると、解析結果は特定の競合リスク要因が与えられたときの条件付きの結果とみなされる。解析においては競合リス

112   7 競合リスク

ク要因の影響の調整は行っていないからである．この問題は臨床試験の結果の
一般化においても充分考慮されなければならない．例えば極端な例であるが，
癌による死亡のみをエンドポイント，その他の死因を競合リスク要因として実
施された抗癌剤の臨床試験の結果を考える．日本での競合リスク要因と米国で
の競合リスク要因は大きく異なるので，一方の国での結果を他の国に外挿する
際には，予後因子の違い以外に，競合リスク要因の違いも考慮しなければなら
ない．主なパラメーターの計算例を表7.13（147ページ）に示す．

7.2 競合リスク間の関連

治癒対死亡ハザードプロット

入院からイベント発生までの期間を示す確率変数を T で示す．イベントに
は2つのタイプ（死因）があり競合リスク関係（競合関係ともいう）にあると
する．競合リスク関係とは，どちらか一方が起これば他方の起こる可能性はな
くなる関係をいう．死亡とセンサー（観察打ち切り）について考えると，ある
個体にセンサーが発生しても，その個体の死亡の可能性はなくならない（観察
を続ければいずれ死亡も発生する）ので，死亡とセンサーは競合関係にない．

前節（死因が複数ある場合）と原則同じ記号と言葉を用いるが，統計用語に
は流行があるので，最近の論文で多用される言葉を用いる場合もある．それで
自己完結するように，重要な用語について再度定義を述べる．

タイプを示す確率変数を J とし $J=1$ を死亡，$J=2$ を治癒と呼ぶ．イベン
トは既知の離散時間 $t_1 < t_2 < \cdots < t_i < \cdots < t_{max}$ に起こるものとする．t_{max} までに
全員がイベントを経験するものとする．$F(t) = \Pr(T < t)$ は分布関数または累
積死亡率関数（cumulative incidence function），$S(t) = \Pr(T \geqq t) = 1 - F(t)$ は
生存率関数（survivor function）と呼ばれる．

$j = 1, 2$ と $i = 1, 2, \cdots$ について，$f_j(t_i) = \Pr(T = t_i, J = j)$ を t_i での Type-j
発生率（cause-specific incidence），$F_j(t_i) = \sum_{k=1}^{i} f_j(t_k)$ を t_i での Type-j 累積
発生率（cause-specific cumulative incidence）と呼ぶ．$f_j(t_i) = F_j(t_i) - F_j(t_{i-1})$ となる．

$$\lambda_j(t_i) = \Pr(T = t_i, J = j | T \geqq t_i) = \frac{\Pr(T = t_i, J = j)}{\Pr(T \geqq t_i)} = \frac{f_j(t_i)}{S(t_i)}$$

を t_i での Type-j ハザード,

$$\Lambda_j(t_i) = \sum_{k=1}^{i} \lambda_j(t_k)$$

を t_i での Type-j 累積ハザードと呼ぶ．実際は $t_{\max}$ まで観察を継続することはなく，途中の t_s に観察終了しそこまでのデータにより解析を行う．

$t_i, i=1, 2, \cdots, s$ での新患者数，死亡数，治癒数をそれぞれ n_i, d_i, c_i とし，t_i まで（t_i を含む）の累積の患者数，死亡数，治癒数をそれぞれ

$$N_i = \sum_{k=1}^{i} n_k, \quad D_i = \sum_{k=1}^{i} d_k \quad C_i = \sum_{k=1}^{i} c_k$$

で示す．期間は短いので，t_i での新患者が t_i にイベントを発生することはないものとする．もし t_i での新患者が t_i にイベントを発生したときは，t_{i+1} に発生したものとして扱う．一方期間 t_i が長く新患者のイベント発生が頻繁のときは，その期間の始期と末期の患者数の平均値を at risk とする．期間 t_i にイベントの発生リスクを有する患者（at risk）は t_{i-1} の末期に存在する患者なのでその数は

$$a_i = N_{i-1} - D_{i-1} - C_{i-1}$$

となる．したがって，Type-1 と Type-2 のハザードはそれぞれ

$$\lambda_1(t_i) = \frac{d_i}{a_i}, \quad \lambda_2(t_i) = \frac{c_i}{a_i}$$

全ハザードは $\lambda(t_i) = \lambda_1(t_i) + \lambda_2(t_i)$，また Type-1 累積ハザード，Type-2 累積ハザードはそれぞれ

$$\Lambda_1(t_i) = \sum_{k=1}^{i} \frac{d_k}{a_k}, \quad \Lambda_2(t_i) = \sum_{k=1}^{i} \frac{c_k}{a_k}$$

となる．

横軸が t_i 縦軸が $\Lambda_1(t_i)$ の散布図 $(t_i, \Lambda_1(t_i))$，$i=1, 2, \cdots$ は Type-1 累積ハザード図，同様に横軸が t_i 縦軸が $\Lambda_2(t_i)$ の散布図 $(t_i, \Lambda_2(t_i))$ は Type-2 累積ハザード図，横軸が $\Lambda_1(t_i)$ 縦軸が $\Lambda_2(t_i)$ の散布図 $(\Lambda_1(t_i), \Lambda_2(t_i))$ は Cure-Death ハザード plot と呼ぶ．

実例 1　SARS 入院患者の治癒と死亡

2002 年 11 月中国広東省で発生した SARS（severe acute respiratory syndrome) は32の地域と国にわたり8000人を越える症例が報告され，2003年7月5日WHOによって終息宣言が出された．原因病原体は新種のコロナウイルスで，有効な治療法はない．北京，香港，シンガポールでの集計を表7.1に示す．

治癒すればSARSによる死亡の可能性はなくなるし，死亡すれば治癒の可能性はなくなるので，治癒と死亡は競合関係である．3地域での治癒と死亡それぞれの1日ごとのハザードを求め，初発日からの経過日数との関連を求めた（図7.1）．この図から，地域ごとの特性や治癒と死亡の関連を見出すことは容易ではない．そこでCure-Deathハザードplotを求めた（図7.2）．

香港とシンガポールのCure-Deathハザードplotはほぼ同様の傾向を示しているが北京は著しく異なる．香港とシンガポールの結果は治癒対死亡ハザード比が観察期間中ほぼ一定（香港5.1，シンガポール4.6）であった．一方北

表7.1 SARSの集計

地域	初発日	登録開始日	登録最終日	観察期間	総患者数
北　　京	3月5日	4月21日	6月13日	54日	2522
香　　港	2月15日	3月19日	6月13日	87日	1755
シンガポール	2月25日	3月14日	6月13日	92日	206

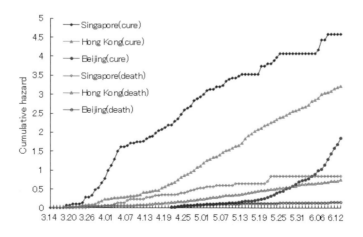

図7.1 治癒と死亡の競合関係

7.2 競合リスク間の関連　　　115

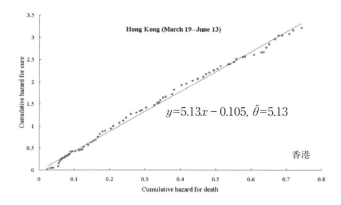

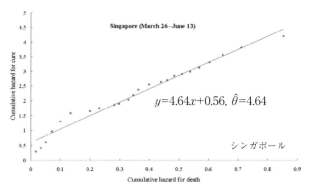

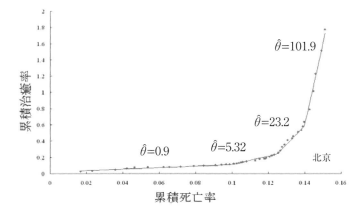

図 **7.2**　Cure-Death ハザード plot

京では前半ではその比は小さく徐々に大きくなる傾向がある．折れ線回帰式（4.4 節）を当てはめた結果，治癒対死亡ハザード比は 0.9，5.3，23.2，101.9 と激変していた．その理由として，最初の治療法の効果が小さいので徐々に改良されてきたという解釈がある一方，治癒の判定が困難なので退院させずにいたが，終息が近づくにつれ判定精度が上がり一斉に退院させたという解釈もある．

実例 2 リハビリの効果予測

リハビリテーション病院を 2007 年 4 月から 2009 年 3 月までに退院した脳血管障害患者 354 名を，退院時の m-FIM（functional independence measure：運動項目による日常生活動作指標で高得点ほど良好）により 5 群に分類した．

回復した患者は退院，回復見込みの小さい患者は転院となる．群ごとのリハビリ期間と退院および転院との関連を評価する．退院と転院は競合リスク要因となっている．競合リスクモデルを用いて原因ごとの累積発生率を求める．さらに群間の予後比較のために，Cure-Death ハザード plot を求めた．

群ごとに，入院時からの経過日数と退院率，および転院率の関係を図示した（図 7.3）．グラフの横軸は入院時からの経過日数（0〜200 日），縦軸は累積退院発生率（以後簡潔に累積退院率と呼ぶ）（1a〜5a），および累積転院率（1b〜5b）を示す．例えば G5 の累積退院率（5a）は入院後 100 日目に約 0.85，累積転院率（5b）は入院後 100 日目に約 0.01 となっている．それぞれの傾向はわかるが，群間の特性と予後の量的な比較は困難である．

群間の予後の比較をするために，群ごとに，縦軸を累積退院率，横軸を累積転院率とした Cure-Death ハザード plot（退院-転院ハザード plot）を作成した（図 7.4）．なお，変化点は，折れ線回帰法（4.4 節）により求めた．ただ

表 7.2 退院時 m-FIM 予測値による分類

グループ	m-FIM		対象者	退院者	転院者
G1		44<	69	10	59
G2	44≦	<62	70	33	37
G3	62≦	<73	72	56	16
G4	73≦	<84	68	60	8
G5	84≦		75	74	1

7.2 競合リスク間の関連　　　　　　　　　　　　　　　　　117

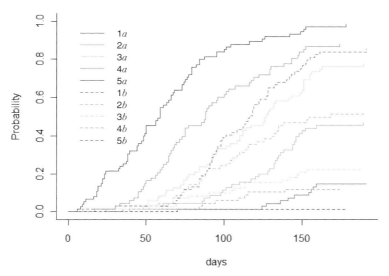

図 7.3　群ごとの在院日数と累積退院率 a および累積転院率 b

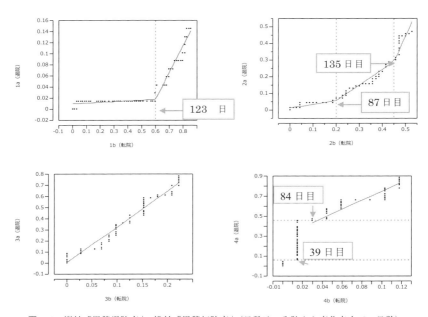

図 7.4　縦軸「累積退院率」，横軸「累積転院率」（日数は，入院から変化点までの日数）

表7.3 転院率の推定値と信頼区間

グループ	study point	at risk	転院者	退院者	転院の割合（％）推定値	95%信頼区間
G1	0～122	28	40	1	97.6	92.8～99.9
	123～200	0	19	9	67.9	50.6～85.2
G2	0～ 86	53	13	4	76.5	56.3～96.6
	87～134	20	17	16	51.5	34.5～68.6
	135～200	0	7	13	35.0	14.1～55.9
G3	0～200	0	16	56	22.2	12.6～31.8
G4	84～200	0	7	29	19.4	6.5～32.4

し，G5 については転院者が 1 名のみなので，解析から除外した．

G1：変化点は 123 日目で累積転院率は 0.6

G2：変化点は 87 日目と 135 日目で，それぞれの累積転院率は 0.2 と 0.45

G3：2 変量はほぼ直線関係 $y = 0.0033 + 3.23x$ となる．

G4：39 日までに約半数が退院し，84 日目以降はほぼ直線関係

G1→G4 になるにつれ，退院率が転院率を上回る関係と節目の日数が明白になった．保険制度では入院 3 ヶ月を過ぎると支払い限度が下がるので転院を勧める傾向がある．次節で扱う転院率の推定値と信頼区間を表 7.3 に示す．

Cure-Death ハザード plot は競合リスク Type が 3 以上ある場合でも，任意の組み合わせについて同様の計算で求められる．

営業戦略への応用

離散時間競合リスクモデルにおけるデータの扱い方と，結果の表示法について解説した．Cure-Death ハザード plot は企業の営業戦略を研究する上でも役に立つ．例えば，ある高額のレンタル機器は販売後数年で買い替え需要が起こるとする．イベントは 2 種類ある．それは，「自社製品の新機種に買い替えてもらう」可能性と「他社製品に乗り換えられる」可能性である．この 2 つを競合リスクタイプとし，「機種変更決定までの期間」を生存期間とする生存時間解析が販売後の期間と，2 つのリスクの関連を分析するための正しい解析モデルである．

2 つのタイプの関連は Cure-Death ハザード plot により明確に示される．経験上の留意点を述べると，営業は多忙なので，機種変更決定時を正確に入力し

ないで，月末にまとめて入力し，機種変更日は入力日とすることがある．正確
な日を用いて解析しないことは誤りの原因である．そういった入力データの不
正確さを発見する上でも Cure-Death ハザード plot は有効である．実例 2 で
も述べたが，競合リスク要因が 3 つ以上あるときでも，同じ計算手順で得るこ
とができる．

　日本では社内データの漏洩を防ぐために，異なる部間でのデータの共有が禁
じられているところもある．このため，企業活動の支援に統計学の訓練と経験
を有する専門家が直接関与することは稀である．一方米国ではビッグデータ，
AI，データサイエンスの波に乗り，ICT 関連企業や健康関連企業が統計学関
連修士と博士を大量に採用している．呼応して大学も定員を大幅に増やしてい
る．一方，日本の大学には Statistics Department に相当する学科は存在しな
い．たまに企業がデータ解析結果を論文化しているのを読むと自責の念に駆ら
れる．

　経験豊富で頭脳明晰な方はどんな問題にも直感と経験から最適な対策を思い
つくであろう．その対策をデータに基づき検証し，正当性の根拠を得る方法が
あれば鬼に金棒であろう．その手順と留意点の集大成が統計学である．生物統
計学は農業における因果関係検証のために Fisher により開発されたが，
Deming らにより品質管理に応用され，今は Google や Amazon などの企業活
動における戦略構築のための因果関係検証にも用いられている．日本の企業で
も統計学を活用できる人材が多く育つことを祈る．

7.3　致死率と致癒率

　前節の記号を用いる．全員のイベントが発生したときの死亡者数の割合は致
死率と呼ばれる（ultimate fatality rate）．式で書くと

$$致死率＝\frac{全死亡数}{全死亡数＋全治癒数}$$

致死率は感染症の危険度を示す指標で，流行が終息した時点で正確な値が計算
される．SARS やエボラ出血熱等の新興感染症の致死率を，終息する前の早い
時期に予測することは公衆衛生的対策を講じる上で重要なので，様々な予測法

が提案されている．致死率の予測に必要な前提と計算法について考える．

致死率は $\Pr(J=1)$ と定義される．ここでは $\Pr(J=2)$ を致癒率（ultimate cure rate）と呼ぶ．$\Pr(J=1)+\Pr(J=2)=1$ で，

$$\Pr(J=j)=F_j(t_s)=\sum_{k=1}^{s} f_j(t_k)=\sum_{k=1}^{s} \lambda_j(t_k)S(t_k)$$

である．

SARS の Cure-Death ハザード plot は，香港とシンガポールにおける累積ハザード比が時間によらず一定であったことを示唆する．一方，北京では折れ線回帰法を用いて累積ハザード比が一定の区間に分割した．その現象をモデル化して，致死率を求める．

累積ハザードの比 $\theta(t_i)=\Lambda_2(t_i)/\Lambda_1(t_i)$ を Cure-Death ハザード比と呼ぶ．ここで，$\theta(t_i)$ が i によらない定数 θ と仮定する．

$$\Lambda_2(t_i)=\theta\Lambda_1(t_i)$$
$$\lambda_2(t_i)=\theta(\Lambda_1(t_i)-\Lambda_1(t_{i-1}))=\theta\lambda_1(t_i)$$

を代入して

$$\Pr(J=2)=\sum_{k=1}^{s} \lambda_2(t_k)S(t_k)=\sum_{k=1}^{s} \theta\lambda_1(t_k)S(t_k)$$
$$=\theta\sum_{k=1}^{s} \lambda_1(t_k)S(t_k)=\theta\Pr(J=1)$$

したがって，$1=\Pr(J=2)+\Pr(J=1)=\theta\Pr(J=1)+\Pr(J=1)$ より，

$$\Pr(J=1)=\frac{1}{1+\theta}$$

となる．SARS データでこれらの統計量を求めてみる．

前節では Cure-Death ハザード比の推定値を線形回帰式で求めたが，その方法では推定値の標準誤差を得ることはできない．そこで，尤度による解析法を解説する．前節での記号を用いると，t_i での at risk は $a_i=N_{i-1}-D_{i-1}-C_{i-1}$，各人が t_i に Type-1 イベントを発生する確率はハザード $\lambda_1(t_i)$，実際の発生数は d_i である．同様に t_i に Type-2 イベントを発生する確率は $\lambda_2(t_i)=\theta\lambda_1(t_i)$ で発生数は c_i，イベント発生のない確率は $1-\lambda_1(t_i)-\theta\lambda_1(t_i)$ でその患者数は $(a_i-d_i-c_i)$ である．したがって三項確率の尤度を用いて t_i でのイベントの尤度 L_i は

$$L_i=\lambda_1(t_i)^{d_i}(\theta\lambda_1(t_i))^{c_i}(1-\lambda_1(t_i)-\theta\lambda_1(t_i))^{(a_i-d_i-c_i)}$$

全尤度はそれらの積 $\prod_{i=1}^{s} L_i$ となる．対数尤度は

$$l_i = d_i \log \lambda_1(t_i) + c_i \log (\theta\lambda_1(t_i)) + (a_i - d_i - c_i) \log (1 - \lambda_1(t_i) - \theta\lambda_1(t_i))$$

$$l = \sum_{i=1}^{s} \{d_i \log \lambda_1(t_i) + c_i \log (\theta\lambda_1(t_i)) + (a_i - d_i - c_i) \log (1 - \lambda_1(t_i) - \theta\lambda_1(t_i))\}$$

a_i, d_i, c_i が観察データで，$\theta, \lambda_1(t_i)$ がパラメターである．

パラメター $\lambda_1(t_1), \cdots, \lambda_1(t_s)$ の数が s の増加とともに増加するので，通常の最大尤度理論は成立しない（通常の最大尤度理論では観察数が増えてもパラメターの数は一定であらねばならない）．すなわち，θ の最尤推定値（MLE, maximum likelihood estimate）を求めても，一致性（観察データの増加とともにMLE が真値に確率収束する）も漸近正規性（データの増加とともに MLE の分布が正規分布に近づく）も成立する保証はない．この状況のもとでは通常プロファイル尤度（profile likelihood）が用いられる．

まずパラメター $\lambda_1(t_i)$ の最尤推定値（MLE）を求める．最尤方程式 $\partial l/\partial \lambda_1(t_i) = 0$ を解いて，$\hat{\lambda}_1(t_i) = (d_i + c_i)/[a_i(1+\theta)]$ を得る．$\hat{\lambda}_1(t_i)$ を対数尤度 l の $\lambda_1(t_i)$ に代入し，θ のプロファイル対数尤度（profile log-likelihood）

$$pl = \sum_{i=1}^{s} \left\{ d_i \log \frac{d_i + c_i}{a_i(1+\theta)} + c_i \log \frac{\theta(d_i + c_i)}{a_i(1+\theta)} \right.$$
$$\left. + (a_i - d_i - c_i) \log \left(1 - \frac{d_i + c_i}{a_i}\right) \right\}$$

を得る．pl は通常の尤度の性質を保持する（Murphy, 2000）．すなわち，$\partial pl/\partial \theta = 0$ を解いて最尤推定値 $\hat{\theta}$ を得る．$\hat{\theta}$ の漸近分散（イベント発生数 $\to \infty$ のときの分散）の推定値は $avar(\hat{\theta}) = -(\partial^2 pl/\partial \theta^2)(\hat{\theta})^{-1}$ となる：

$$\hat{\theta} = \frac{\sum_{i=1}^{s} c_i}{\sum_{i=1}^{s} d_i}$$

$$avar(\hat{\theta}) = \frac{\sum_{i=1}^{s} c_i \sum_{i=1}^{s} (d_i + c_i)}{(\sum_{i=1}^{s} d_i)^3}$$

致死率 $\pi = \Pr(J = 1)$ の推定値は $\hat{\pi} = 1/(1 + \hat{\theta})$ なので，デルタ法（第 2 章練習問題）により $avar(\hat{\pi}) = avar(\hat{\theta})(1 + \hat{\theta})^{-4}$ を得る．

ここでは集計データを扱ったが，共変量を伴う個人データも同様の流れで解析し，共変量の値ごとの致死率と推定誤差を得ることができる（Chen,

2009).

SARS データは，2003 年に長崎大学環境科学研究科修士課程に私費留学していた陳征君（現在中国南方医科大学生物統計学科准教授，環境学博士）が，夜中にホテルの皿洗いのアルバイトから研究室に戻り，WHO のサイトにアクセスして得たもので，ここで述べた方法で解析し，Execl で検証していたが，ある日香港の Cure-Death ハザード比が直線関係にあることを発見した．陳征博士の発明した Cure-Death ハザード plot は競合リスク要因間の関連を図示する素晴らしい方法であり，英文統計学専門書には原因別累積ハザード図の説明はあるが，Cure-Death ハザード plot の紹介は皆無である．この方法を用いた論文を書くときには，Chen et al. (2009) を引用すれば受理してもらえるでしょう．

7.4 メカニスティックモデル

正常細胞が癌細胞に変化するまでの過程を確率過程で表現したモデルを発癌モデルという．本節で取り扱う two-stage 増殖モデルは，「正常細胞は突然変異と増殖を経て癌細胞に変化する」という分子生物学上の知見を，Moolgavkar (1979) が確率過程で表現したものであり，医学・毒性学・疫学で広く受け入れられている．発癌過程を規定する変異率，増殖率などのパラメーターを推定するための尤度関数の構成法と応用例について述べる．

2 段階増殖モデル（TSCE model）

two-stage 増殖モデル（two-stage clonal expansion model）は，正常細胞，中間細胞，癌細胞という細胞の 3 つの状態と，単位時間当たりの遷移率を示す 4 つのパラメーター $\mu_1, \beta, \delta, \mu_2$ を仮定する．正常細胞は第 1 変異率 μ_1 で中間細胞に変異する．中間細胞は，増殖率 β で 2 つの中間細胞に増殖，死滅率 δ で死滅，第 2 変異率 μ_2 で 1 つの中間細胞と 1 つの癌細胞に分裂，という 3 種の変化を起こす．癌細胞が発生すると比較的短時間で検出可能な腫瘍に成長するため，癌細胞の発生をもって検出可能な腫瘍発生とみなす．正常細胞（幹細胞

7.4 メカニスティックモデル

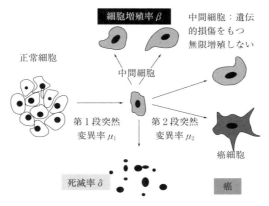

図 7.5 two-stage 発癌モデル概念図

を想定) の数 X_0 は一定とされる．単位時間当たりに正常細胞全体が 1 つの中間細胞を生み出す率を $\nu = \mu_1 X_0$ で示す．

微分方程式の導出

癌細胞の発生をエンドポイント (endpoint) とする．正常細胞が X_0 個あり，中間細胞も癌細胞もない状態から癌細胞が発生するまでの期間を生存期間と呼ぶ．説明の簡単のために，正常細胞，中間細胞，癌細胞のことをステージ 0, ステージ 1, ステージ 2 の細胞と呼ぶ．変異率，増殖率，死減率は時間に依存しないものとする．正常細胞は増殖し死減するが，ホメオスタシスにより総数 X_0 は不変なので，ステージ 0 の状態の細胞に起こり得るイベントは変異のみとする．

「$t-s$ にステージ i の細胞が，t にステージ k に到達しない確率」を

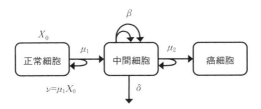

図 7.6 two-stage モデル

$P_{ik}(s, t)$ で示す．生存率関数を導出する方法はいくつか提唱されているが，$P_{ik}(s, t)$ を用いることで導出過程が著しく簡潔になった（Portier, 2000）．

$t-s-\varDelta$ にステージ 1 の細胞が，t にステージ 2 に到達しない確率 $P_{12}(s+\varDelta, t)$ を考える．時点 $t-s-\varDelta$ にステージ 1 の状態の細胞が 1 つあるとする．十分小さい $\varDelta$ について，$(t-s-\varDelta, t-s)$ の間に起きるイベントは高々 1 つとできる．したがって，起こり得る 3 つのイベント，増殖，死滅，変異は競合関係にある．$(t-s-\varDelta, t-s)$ にそれらのイベントの発生する確率は遷移率（ハザードと同義）を用いて，近似的に $\beta\varDelta$，$\delta\varDelta$，$\mu_2\varDelta$ と書ける．

> $\varDelta \to 0$ のとき $f(a, \varDelta)/\varDelta \to 0$ となるとき，$f(a, \varDelta) = o(\varDelta)$ と書き small order $\varDelta$ と読む．ここで a は定数とする．$o(\varDelta)$ は $\varDelta$ よりも早く 0 に近づくので，$\varDelta$ が十分小さいと $o(\varDelta)$ は無視できるほど小さい，という意味である（練習問題 7.2 参照）．

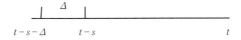

$(t-s-\varDelta, t-s)$ の間に起こり得る 3 つのイベントは
- 増殖　$\beta\varDelta + o(\varDelta)$ で 2 つのステージ 1 細胞に増殖
- 死滅　$\delta\varDelta + o(\varDelta)$ で死滅
- 変異　$\mu_2\varDelta + o(\varDelta)$ でステージ 1 の細胞とステージ 2 の細胞に変異
- 不変　$1-(\beta+\delta+\mu_2)\varDelta + o(\varDelta)$ でどのイベントも起きないので変化なし

結局 $t-s$ の状態は，増殖するとステージ 1 の細胞が 2，死滅すれば 0，不変ならば 1 となる．2 つの細胞のイベント発生は独立なので，$t-s$ にステージ 1 の細胞が 0，1，2 のとき，t にステージ 2 の細胞が 0 の確率はそれぞれ 1，$P_{12}(s, t)$，$P_{12}(s, t)^2$ である．一方，変異すればステージ 2 の細胞が発生するので，t にステージ 2 の細胞が 0 の確率は 0 となる．したがって，

$$P_{12}(s+\varDelta, t) = \beta\varDelta P_{12}(s, t)^2 + \delta\varDelta + \{1-(\beta+\delta+\mu_2)\varDelta\}P_{12}(s, t) + o(\varDelta) \quad (7.6)$$

となる．

次に，$P_{02}(s+\varDelta, t)$ を考える．$t-s-\varDelta$ にステージ 0 の細胞が X_0 あり

$\nu = X_0\mu_1$ とする.すでに述べたごとく,ステージ 0 の状態の細胞に起こり得るイベントは変異のみなので,

・変異 $\nu\Delta + o(\Delta)$ でステージ 1 の細胞が発生

・不変 $1-\nu\Delta + o(\Delta)$ でステージ 0 のまま

$t-s$ の状態は,変異が起きればステージ 1 の細胞が 1 つ発生,不変だとステージ 0 のままなので,上と同様に,

$$P_{02}(s+\Delta, t) = \nu\Delta P_{12}(s, t) + (1-\nu\Delta)P_{02}(t, t) \tag{7.7}$$

(7.6),(7.7)より

$$\frac{P_{12}(s+\Delta, t) - P_{12}(s, t)}{\Delta} = \beta P_{12}(s, t)^2 + \delta - (\beta + \delta + \mu_2)P_{12}(s, t) + \frac{o(\Delta)}{\Delta}$$

$$\frac{P_{02}(s+\Delta, t) - P_{02}(s, t)}{\Delta} = \nu P_{12}(s, t) - \nu P_{02}(s, t) + \frac{o(\Delta)}{\Delta}$$

ここで $\Delta \to 0$ として,連立微分方程式を得る:

$$\frac{dP_{12}(s, t)}{ds} = \beta P_{12}(s, t)^2 + \delta - (\beta + \delta + \mu_2)P_{12}(s, t)$$

$$\frac{dP_{02}(s, t)}{ds} = \nu P_{12}(s, t) - \nu P_{02}(s, t)$$

生存率関数の導出

観察開始時 $t=0$ に正常細胞(ステージ 0)のみが X_0 個あるとする.正常細胞が変異増殖を経て癌細胞(ステージ 2)が発生するまでの経過時間を示す確率変数を T で示す.上の連立微分方程式を初期条件 $P_{02}(0, t) = P_{01}(0, t) = 1$ のもとで解いて $P_{02}(s, t)$ を得たとすると,生存率関数は

$$S(t) = \Pr(T > t | X_0) = P_{02}(s, t)$$

で与えられる.

Moolgavkar らがこの理論を公表してから長い間微分方程式の正確な解が得られず,近似式を用いたデータ解析が行われていたが,データのわずかな不正確さが結果に影響することが問題にされていた.Kopp-Schneider et al. (1994) が正確な解を発見してから本格的な応用が始まった.

生存時間関数 $S(t)$ の 4 つのパラメター $\nu, \beta, \delta, \mu_2$ は同定不能(unidentifiable)という深刻な問題がある.このため様々な独自の仮定($\delta=0$, $\mu_1=\mu_2$,

$\beta=\delta$ など）が用いられていた．しかし結果として得られるパラメターの推定値ともとの生物学的意味のある 4 つのパラメターの値との関連が不明なのが問題であった．一方パラメターを変換して同定可能なパラメターを得ても，尤度関数が複雑なため反復計算が最尤解に収束せず，性能確認のためのシミュレーション実験すら行われず，また同じデータから異なる研究者が異なる結論を導くことが指摘されていた．標準となる方法の不在が研究者間の結果の比較を困難にし，このモデルの広範な応用を妨げていたのである．

条件付き尤度
一般的なパラメター変換
前項で述べた生存率関数 $S(t)$ は以下の式で表される．
$$S(t)=\exp\{-\Lambda(t)\}$$
ここで，
$$\Lambda(t)=\frac{\nu}{\beta}\left\{\frac{t(R+\beta-\delta-\mu_2)}{2}+\log\frac{R-(\beta-\delta-\mu_2)+(R+\beta-\delta-\mu_2)e^{-Rt}}{2R}\right\} \tag{7.8}$$
$$R^2=(\beta+\delta+\mu_2)^2-4\beta\delta=(\beta-\delta-\mu_2)^2+4\beta\mu_2$$

4 つのパラメター $\nu, \beta, \delta, \mu_2$ は同定不可能なため，以下のパラメター変換を行う．
$$\Psi=\beta-\delta-\mu_2, \quad \rho=\mu_1\mu_2, \quad \eta=\nu/\beta \tag{7.9}$$
(7.9)を(7.8)に代入すると，
$$\Lambda(t)=\eta\left\{\frac{t(R+\Psi)}{2}+\log\frac{R-\Psi+(R+\Psi)e^{-Rt}}{2R}\right\} \tag{7.10}$$
$$R^2=\Psi^2+4\rho\eta^{-1}$$

3 つのパラメター Ψ, ρ, η は同定可能であり，Ψ, ρ は生物学的にはそれぞれ「中間細胞の実質増殖率」，「全突然変異率」と解釈される．(7.10)をもとにして尤度関数を導出すると，3 つのパラメター Ψ, ρ, η の MLE を得ることができる．Ψ, ρ, η の尤度を「オリジナル尤度」と呼ぶ．オリジナル尤度関数は複雑で，最尤解を求める反復計算が通常収束しないので，最尤解の精度確認のためのシミュレーション研究に関する論文はない．したがって実データから得ら

れた推定値の精度も不明確である.

条件付き尤度を用いた推定法

最尤解が容易に求まらない問題を解決するために,Nakamura and Hoel (2003)により提唱された条件付き尤度法は,反復計算が最尤推定値に収束することがシミュレーションで検証され,また困難とされたダイオキシン毒性実験データ($n < 300$)でも収束した.

まず,$\delta = 0$とおいて(7.8)に代入すると,以下の式が得られる.

$$\Lambda(t, \nu^*, \beta^*, \mu_2^*, \delta = 0) = \frac{\nu^*}{\beta^*}\left\{\beta^* t + \log\frac{\mu_2^* + \beta^*\exp\{-(\beta^* + \mu_2^*)t\}}{\beta^* + \mu_2^*}\right\}$$

$$(7.11)$$

(7.8)で用いられる本来のパラメターと,$\delta = 0$とおいたときのパラメターを区別するため,(7.11)ではν^*, β^*, μ_2^*と表記する.本書では,(7.11)をもとにして得られた尤度を,「条件付き尤度(conditional likelihood)」と呼ぶ.

条件付き尤度はオリジナル尤度に比べて計算がはるかに簡単になるが,$\delta = 0$,すなわち中間細胞がまったく死滅しない,ということは一般にはあり得ない.実際,条件付き尤度を用いて得られたν^*, β^*, μ_2^*の MLE は(7.8)におけるν, β, μ_2の MLE とは異なる.そのため,ν^*, β^*, μ_2^*の推定値から生物学的な議論を展開することはできない.

オリジナル尤度と条件付き尤度の関係

オリジナル尤度で用いられるパラメターΨ, ρ, ηと条件付き尤度で用いられるパラメターν^*, β^*, μ_2^*には以下の正確な関係がある(Nakamura and Hoel, 2003).

$$\Psi = \beta - \delta - \mu_2 = \beta^* - \mu_2^*$$
$$\rho = \nu\mu_2 = \nu^*\mu_2^* \qquad (7.12)$$
$$\eta = \nu/\beta = \nu^*/\beta^*$$

この関係はきわめて重要な意義を持つ.すなわち,この関係はオリジナル尤度のパラメターΨ, ρ, ηの MLE は,条件付き尤度のパラメターν^*, β^*, μ_2^*の MLE を変換することで得られることを意味する.μ_2, μ_2^*はβ, β^*に比べて小

さい（1/1000 のオーダー）ので，近似的に

$$\Psi = \beta - \delta = \beta^*$$

が成り立つ．

尤度関数の導出

$\theta = (\nu^*, \beta^*, \mu_2^*)$ とし，密度関数とハザード関数を

$$f(t, \theta) = -\frac{dS(t, \theta)}{dt}$$

$$\lambda(t) = \frac{f(t, \theta)}{S(t, \theta)}$$

と書く．イベント（死亡，センサー）の発生時間を $t_1, t_2, \cdots, t_i, \cdots, t_n$ とする．死亡は $\delta_i = 1$，センサーは $\delta_i = 0$ で示すと，尤度 L は（6.1）より

$$L = \prod_i^n \lambda(t_i, \theta)^{\delta_i} S(t_i, \theta)$$

となる．ゆえに対数尤度 l は

$$l = \sum_{i=1}^n \delta_i \log \lambda(t_i, \theta) + \sum_{i=1}^n \log S(t_i, \theta)$$

$$= \sum_{i=1}^n \delta_i \log \frac{\partial \Lambda(t_i, \theta)}{\partial t} - \sum_{i=1}^n \Lambda(t_i, \theta)$$

ここで，

$$\lambda(t_i, \theta) = \frac{\partial \Lambda(t_i, \theta)}{\partial t} = \nu^* \mu_2^* \frac{1 - \exp\{-(\beta^* + \mu_2^*)t\}}{\mu_2^* + \beta^* \exp\{-(\beta^* + \mu_2^*)t\}} \tag{7.13}$$

より，

$$l = \sum_{i=1}^n \delta_i \log \left\{ \nu^* \mu_2^* \frac{1 - \exp\{-(\beta^* + \mu_2^*)t\}}{\mu_2^* + \beta^* \exp\{-(\beta^* + \mu_2^*)t\}} \right\}$$

$$- \sum_{i=1}^n \frac{\nu^*}{\beta^*} \left\{ \beta^* t + \log \frac{\mu_2^* + \beta^* \exp\{-(\beta^* + \mu_2^*)t\}}{\beta^* + \mu_2^*} \right\}$$

こうして，尤度 l を $t, \nu^*, \beta^*, \mu_2^*$ で表現することができた．この尤度 l を最大にする ν^*, β^*, μ_2^* の MLE を求め，(7.12)を計算することで，オリジナルパラメーター Ψ, ρ, η の MLE を求める．

線量効果モデル

それぞれのパラメーター θ に対して，単純な対数線形モデルを仮定する．

$$\log\theta = \log\theta\_a + \log\theta\_b D \tag{7.14}$$

ここで，$\log\theta\_a$ は定数，$\log\theta\_b$ は回帰係数，D は共変量である．線量効果（dose-response）モデル (7.14) はパラメーター $\rho, \Psi, \eta, \nu^*, \beta^*, \mu_2^*$ に対して仮定される．(7.12) よりオリジナルパラメーター ρ, Ψ, η の MLE は，ν^*, β^*, μ_2^* の MLE を変換することで得られ，

$$
\begin{aligned}
\log\Psi\_a &\approx \log\beta^*\_a\\
\log\Psi\_b &\approx \log\beta^*\_b\\
\log\rho\_a &= \log\nu^*\_a + \log\mu_2^*\_a\\
\log\rho\_b &= \log\nu^*\_b + \log\mu_2^*\_b\\
\log\eta\_a &= \log\nu^*\_a - \log\beta^*\_a\\
\log\eta\_b &= \log\nu^*\_b - \log\beta^*\_b
\end{aligned}
\tag{7.15}
$$

が成り立つ．ここで，$\approx$ は近似的に等しいことを意味する．

線量効果モデルを用いることで，パラメーター ρ, Ψ, η に対する線量効果を推定することが可能となる．一般に，癌のリスク要因には，細胞の変異率を高めるイニシエーターと，中間細胞の増殖率を高めるプロモーターの2種類があるとされている．two-stage 増殖モデルの枠組みでは，イニシエーターは，$\log\rho\_b > 0$ を，プロモーターは $\log\Psi\_b > 0$ を満たす要因といえる．

シミュレーションによる性能評価

[データ発生モデルとパラメーター設定値]

表 7.4 のモデルを用いる．パラメーターの値は Nakamura and Hoel（2003）を参考にした．

用いる線量は変異率モデルでは 0, 50, 100, 250, 500 でそれぞれに 100 例の計 500 例，増殖率モデルでは 0, 1, 10, 100 でそれぞれに 125 例の計 500 例とした．

[MLE 推定モデル]

表 7.5 の 5 通りのモデルが考えられる．準のついたモデルは μ_2^* が ν^* に比べて小さい（1/1000 のオーダー）ので，反復計算の収束を早めるために $\log\mu_2^*\_b$ を省略したモデルである．

シミュレーションで実際に用いた推定モデルは準変異率モデル，準フルモデ

表7.4 パラメーター設定値

データ発生モデル	$\log\Psi\_a$	$\log\Psi\_b$	$\log\rho\_a$	$\log\rho\_b$	$\log\eta\_a$	$\log\eta\_b$
変異率モデル	−4.9	—	−17.0	0.0042	−0.080	0.0072
増殖率モデル	−3.3	0.0035	−35.0	—	1.7	−0.0035

表7.5 MLE 推定モデル

推定モデル	推定パラメーター数	$\log\nu^*\_a$	$\log\nu^*\_b$	$\log\beta^*\_a$	$\log\beta^*\_b$	$\log\mu_2^*\_a$	$\log\mu_2^*\_b$
変異率モデル	5	○	○	○	×	○	○
準変異率モデル	4	○	○	○	×	○	×
フルモデル	6	○	○	○	○	○	○
準フルモデル	5	○	○	○	○	○	×
増殖率モデル	4	○	×	○	○	○	×

×：推定しないパラメター

ル，増殖モデルである．変異率モデルとフルモデルを用いなかった理由は，経験的に，準モデルは収束が容易で，推定値の精度もよいので，準モデルの方が実用的と考えたからである．データ発生モデルと推定モデルが異なるときに，収束困難なことが予想される．収束に失敗したときは初期値推定をやり直すことを繰り返し，5回で収束しない場合は，推定を打ち切ることにした．

反復計算の収束判定基準

MLE 推定に Newton-Raphson 法を用いた．アルゴリズムの収束基準は，

(1) スコアベクトルのノルムが0.01未満
(2) 情報行列の対角成分が正
(3) 対数尤度の増分が0.00001未満

の同時満足である．原パラメーター ρ, Ψ, η の MLE は，(7.15)の変換式により求めた．

尤度関数は独特な形状をしているため，初期値がMLEとわずかに離れていてもMLEへ収束しない．この問題は，初期値をMLEのごく近くに設定することで解決できる．そこで，広い範囲から狭い範囲に尤度最大の点を絞り込んでいく動的初期値探索法（佐藤他，2014）を用いた．

［シミュレーションの流れ］

① 設定パラメーターに従う乱数（生存期間）を 500 個発生させる（センサー例は最後の 100）．

② 動的初期値探索法を用いて条件付き尤度のパラメーター，$\log\mu_1^*\_a$，$\log\mu_1^*\_b$，$\log\beta^*\_a$，$\log\beta^*\_b$，$\log\mu_2^*\_a$，$\log\mu_2^*\_b$ の初期値を設定する．

③ 設定された初期値を用いて，反復計算により条件付き尤度パラメーターの MLE を求める．

④ それを，$\log\Psi\_a$，$\log\Psi\_b$，$\log\rho\_a$，$\log\rho\_b$，$\log\eta\_a$，$\log\eta\_b$ に変換する．

④ ①〜④を 100 回行い，100 個の独立な推定値を得る．

［分布関数 $F(x)$ に従う乱数（生存期間確率変数）の生成法］

確率変数 T が，すべての t，$0<t<1$，について $\Pr(T<t)=F(t)$ になるとき T は $F(t)$ に従うという．$(0,1)$ の一様乱数 $U \sim Unif(0,1)$ は，任意の u，$0<u<1$，について，$\Pr(U<u)=u$ である．そこで，$T=F^{-1}(U)$ と定義する．すると任意の t，$0<t<1$ について

$$\Pr(T<t)=\Pr\{F^{-1}(U)<t)\}=\Pr\{U<F(t)\}=F(t)$$

すなわち，T は $F(t)$ に従う乱数である．実際には，まず一様乱数 $u \sim Unif(0,1)$ を生成し，次に方程式 $F(t)=u$ の解を Newton–Raphson 法により求めた．

発癌リスク識別能力の評価

実際にデータを解析する場合，事前にどの推定モデルが最適かはわからない．そこで，いくつかの推定モデルを当てはめ，最適なモデルを選択するプロセスが必要である．モデル選択の判断基準は尤度をもとにした AIC および尤度比検定を用いて行った．

モデル選択手順を述べる．まず，準変異率モデルと増殖モデルの結果を AIC で比較する

$$\text{AIC}=-2\times\text{対数尤度}+2\times\text{推定したパラメーターの数}$$

AIC の小さいモデルを選択する．次に，選択モデルと準フルモデルを尤度比

7 競合リスク

表 7.6 設定値と MLE の平均値

変異率モデル	$\log\varPsi\_a$	$\log\varPsi\_b$	$\log\rho\_a$	$\log\rho\_b$
設定値	-4.9	$-$	-17	0.0042
準変異率モデル*	-4.855	$-$	-17.46	0.004536
準フルモデル	-4.807	-0.00022	-17.67	0.005367
増殖モデル	-5.125	0.001289	-16.47	$-$

増殖率モデル	$\log\varPsi\_a$	$\log\varPsi\_b$	$\log\rho\_a$	$\log\rho\_b$
設定値	-3.3	0.0035	-35	$-$
準変異率モデル	-3.0699	$-$	-36.913	0.081619
準フルモデル	-3.2701	0.000812	-36.014	0.062915
増殖モデル*	-3.3026	0.003498	-35.24	$-$

表 7.7 最適モデルの選択結果

変異率モデル	対数尤度値の平均	平均反復回数	選択割合
準変異率モデル*	-2756	4.97	$91/100$
準フルモデル	-2755.6	6.02	$7/100$
増殖モデル	-2762.8	4.31	$2/100$

増殖率モデル	対数尤度値の平均	平均反復回数	選択割合
準変異率モデル	-2059.3	29.3	$7/100$
準フルモデル	-2048.8	28.7	$0/100$
増殖モデル*	-2039.5	9.83	$93/100$

検定で比較する.

　検定統計量＝$2\times$（準フルモデルの対数尤度－選択モデルの尤度）>3.84

のときは準フルモデル，そうでないときは選択モデルを最適モデルとする．シミュレーションの最終結果を表 7.6 に示す．ただし η は生物学的興味が小さいので省略した.

　推定モデルが設定モデルと等しいとき（*印），MLE は設定値の $\pm10\%$ の範囲に収まっており，また経験標準偏差（最尤推定値 100 個の標準偏差（SD））も近似的に推定標準偏差（観察情報量を用いて計算される標準誤差 100 個の平均値）に等しかった．これらのことは MLE 推定法の正当性を示唆する．増殖率モデルのデータを変異率モデルで推測するとき（表 7.6 で *印のついていないモデル）の収束率が悪かった．しかし逆の場合（*印のついているモデル）は 100% 収束した.

　最後に，推定結果に基づいた，最適モデルの選択結果を表 7.7 に示す.

ポイントは「変異率モデルのデータと増殖率モデルのデータを識別できるか？」であるが，いずれの場合も正しく識別した割合が9割を超えており，高い識別能力が示唆された．

実データへの応用

a. JANUS 放射線実験データ

アメリカのアルゴンヌ国立研究所において，1970年から1992年にかけて約40,000匹のマウスを用いて行われた，JANUSプログラムの実験データ（Nakamura and Hoel, 2003）の一部を解析した．マウスはコントロール，^{60}Coによるガンマ（γ）線の全身照射，0.85MeVの核分裂中性子（n）線の全身照射のいずれかの処置を受け，死亡時に剖検され死因が確定された．発癌効果に興味があるので，死因が癌を主イベント，癌以外の死因を競合イベントとする．

γ線群からは単一照射と分割照射（週1回60週），n線群からは単一照射を抽出した．データの詳細を表7.8に示す．

サンプルが大きいので，$\log\nu^*\_b$，$\log\beta^*\_b$，$\log\mu_2^*\_b$ それぞれについて，推定するしないを組み合わせたモデルを用いた（ただし μ_2^* は ν^* 使用時のみ）．モデル選択は，シミュレーションと同様に AIC および尤度比検定によった．

結果を表7.9に示す．有意でない変数の MLE は省略した．最適モデルを太字で示す．

最適のモデルを抽出し，さらに ν^*, β^*, μ_2^* を ρ, Ψ, η に変換したのが表7.10である．

3つとも変異率効果があるが増殖率効果はないモデルが選択された．ガンマ

表7.8 線量ごとの動物数とイベント数

γ線単一	その他	癌死	合計	γ線分割	その他	癌死	合計	n線	その他	癌死	合計
0	42	149	191	0	75	483	558	0	235	791	1026
86.31	36	153	189	100.02	54	508	562	0.942	160	501	661
137.1	36	114	150	199.98	25	139	164	2.355	97	314	411
197.6	46	262	308	300	8	68	76	4.71	90	222	312
合計	160	678	838	合計	162	1198	1360	9.42	70	160	230
								18.84	35	148	183
								合計	687	2136	2823

7 競合リスク

表7.9 放射線量による発癌効果の推定結果

(a) ガンマ線単一照射

対数尤度	$\log\nu^*\_a$	$\log\nu^*\_b$	$\log\beta^*\_a$	$\log\beta^*\_b$	$\log\mu_2^*\_a$	$\log\mu_2^*\_b$
-4671.62	-4.676		-4.823		-12.12	
-4664.13	**-4.849**	**0.001991**	**-4.834**		**-12.15**	
-4665.13	-4.644		-4.892	0.000576	-12.15	
-4664.68	-4.652		-4.820		-12.51	0.002899
-4664.02	-4.917	0.002935	-4.813	-0.000301	-12.15	
-4664.03	-4.805	0.001444	-4.826		-12.27	0.000902

(b) ガンマ線分割照射

対数尤度	$\log\nu^*\_a$	$\log\nu^*\_b$	$\log\beta^*\_a$	$\log\beta^*\_b$	$\log\mu_2^*\_a$	$\log\mu_2^*\_b$
-8106.53	-4.570		-4.756		-12.68	
-8100.96	**-4.636**	**0.001157**	**-4.761**		**-12.69**	
-8101.09	-4.548		-4.786	0.000330	-12.69	
-8101.33	-4.550		-4.758		-12.84	0.001743
-8100.96	-4.621	0.000940	-4.765	0.000063	-12.69	
-8100.90	-4.616	0.000844	-4.759		-12.74	0.000520

(c) 中性子線

対数尤度	$\log\nu^*\_a$	$\log\nu^*\_b$	$\log\beta^*\_a$	$\log\beta^*\_b$	$\log\mu_2^*\_a$	$\log\mu_2^*\_b$
-14869.15	-4.545		-4.889		-12.18	
-14855.98	**-4.569**	**0.02335**	**-4.894**		**-12.22**	
-14858.16	-4.490		-4.919	0.006248	-12.21	
-14857.59	-4.503		-4.895		-12.31	0.02997
-14855.01	-4.649	0.05305	-4.863	-0.008687	-12.26	
-14855.95	-4.576	0.02730	-4.895		-12.21	-0.005444

表7.10 最適モデルの推定値

	$\log\Psi\_a$	$\log\Psi\_b$	$\log\rho\_a$	$\log\rho\_b$	$\log\eta\_a$	$\log\eta\_b$
(a) ガンマ線／単一	-4.834	—	-17.00	0.001991	-0.01489	0.001991
(b) ガンマ線／分割	-4.761	—	-17.33	0.001157	0.1253	0.001157
(c) 中性子線	-4.894	—	-16.79	0.02335	0.3253	0.02335

線の単一照射と分割照射では線量が同じでも $\log\rho\_b$ に 2 倍程度の開きがあった．γ 線 1 個によって生じる損傷は小さいので，同時に複数の損傷を受けるか，または修復中に損傷を受けたとき，染色体異常をきたす．この実験の分割照射の間隔は長いので，総線量が同じ 1 回照射に比べると，同時に複数の損傷を受ける確率が減り，また修復中に損傷を受けることはない．それゆえ，分割

照射の効果の方が小さい．一方，中性子にはじき出された陽子は威力が大きく，1個で細胞に染色体異常をきたすので，分割照射しても効果は変わらない．

　ガンマ線低線量と中性子線の生物学的効果比（relative biological effect）は 0.02335/0.001157＝20 と計算される．これは放射線生物学的に妥当な結果である

b.　ダイオキシン実験データ

　Kociba et al.（1978）はラット（$n=236$）へダイオキシン（TCDD）を2年間食餌により摂取させ，死亡時の剖検および組織診断所見により死因を確認した．摂取量（今後線量と呼ぶ）は 0，1，10，100pg/kg/day の4種とした（Kociba データ）．死因が肝細胞癌または腺腫による死亡を主イベント，それ以外の死因を競合イベントとする．236 例中 30 例に主イベントが観察された．その内訳を表7.11 に示す．

表7.11　ダイオキシン量ごとの死因別生存期間

Days	0 Other	0 Cancer	1 pg Other	1 pg Cancer	10 pg Other	10 pg Cancer	100 pg Other	100 pg Cancer
165	1							
255							1	
285					1		1	
315							2	
345			2		1		4	
375	2						2	
405			1		2		2	1
435	3		2		2		1	
465	5		1		3		1	1
495	2		3				2	1
525	3		2		1		2	1
555	6		6		5		3	3
585	8		1		3		1	1
615	5		4		5		2	1
645	15		4		6	1	5	3
675	5		3		3			2
705	6		4		2	1		1
725			1				1	1
730	23	2	15	1	7	7	2	2
Total	84	2	49	1	41	9	32	18

表7.12 ダイオキシン量による発癌効果の推定結果

モデル	$\log\Psi\_a$	$\log\Psi\_b$	$\log\rho\_a$	$\log\rho\_b$	$\log\eta\_a$	$\log\eta\_b$
原線量	−3.33 (0.34)	0.00355 (0.0006)	−34.827 (8.02)	−	−1.675 ns	−0.012 ns
対数線量	−3.976 (0.122)	0.075 (0.016)	−24.675 (1.40)	−	0.0349 ns	−0.075 ns

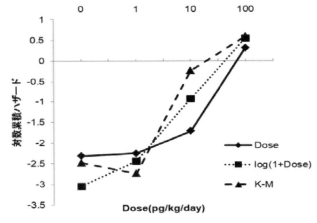

図7.7 線量ごとの対数累積ハザード

増殖率への影響評価のために2つの線量効果モデルを用いた.

　　　原線量モデル　　$\log\Psi = \log\Psi\_a + \log\Psi\_b D$

　　　対数線量モデル　$\log\Psi = \log\Psi\_a + \log\Psi\_b \log(1+D)$

表7.12に有意となったMLEを示す．$\log\Psi\_b > 0$ は増殖率が線量とともに増加することを示す．MLEの値を用いて生存率関数 $S(t)$ を算出し，$\log\{-\log S(t)\}$ により線量ごとの対数累積ハザードを求め図7.7に示した．一方，線量群ごとにKaplan-Meier法を用いて得られた観察最終日（730日目）の生存率 $S(730)$ から $\log\{-\log S(730)\}$ により求めた対数累積ハザード値もプロットした．これは対数累積ハザードの観察値でU-shapeを示した．他の2つはモデルに基づく推定値であり単調増大である．低線量域では原線量モデルの方が，高線量域では対数線量モデルの方が観察データに近い．線量1から10にかけて急激に増大する観察値でのハザード変化を，ともに過小評価して

7.4 メカニスティックモデル	137

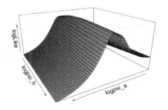
(a) 原 Dose モデル

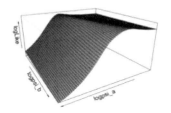
(b) 対数 Dose モデル

図 7.8 対数尤度

いるが，過小評価は原線量モデルにおいて著しい．

原線量モデルでの有効な（Newton-Raphson 計算が収束する）初期値の発見は対数線量モデルに比べ困難であった．困難な理由を探索する．図 7.8 (a)，(b) に，Ψ 以外のパラメータを固定し，$\log\Psi\_a$ と $\log\Psi\_b$ の値に対応する対数尤度を図示した．図の $\log\Psi\_a$ と $\log\Psi\_b$ の中央の値がそれぞれのMLE となる．最尤法の理論は，サンプルサイズが十分であるとき，尤度関数が MLE の近傍で凸関数になるとしている．特に，重回帰，Cox 回帰といった経験モデルでは，一般に全空間において凸関数になるので，任意の初期値からMLE に収束する．しかし TSCE モデルでは MLE が凸となる近傍は狭く，そこから外れると尤度の値が急激に変化するので，適切な初期値の発見は容易ではない．Kociba データの原 Dose モデルは対数 Dose に比べて対数尤度の変化が急なため，適切な初期値の発見が困難であった．

ダイオキシンと放射線の比較

図 7.9 に線量ごとの対数累積ハザードを示す．放射線照射データでは異なる照射群間の差は時間によらずほぼ一定なので，異なる線量による発癌効果は比例ハザードモデルに従うことを示唆する．一方，ダイオキシン食餌データでは経過日数とともに差が拡大する傾向があるので，異なる線量の発癌効果は比例ハザードモデルに従わない．

上の事実は累積ハザード式(7.11)からも理解される．変異率モデルは

$$\log\Lambda(t,\nu^*,\beta^*,\mu_2^*,\delta=0)$$
$$=\log\nu^*+\log\left\{t+\frac{1}{\beta^*}\log\frac{\mu_2^*+\beta^*\exp\left\{-(\beta^*+\mu_2^*)t\right\}}{\beta^*+\mu_2^*}\right\}$$

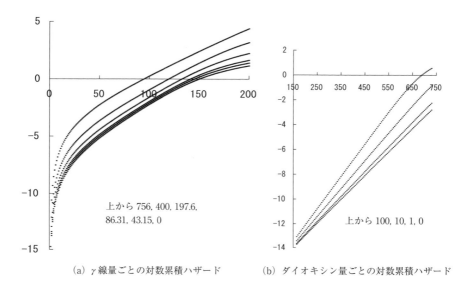

(a) γ線量ごとの対数累積ハザード　　(b) ダイオキシン量ごとの対数累積ハザード

図 7.9　放射線とダイオキシンのハザードの比較

$$\log \nu^* = \log \nu^*\_a + \log \nu^*\_bD, \quad \log \mu_2^* = \log \mu_2^*\_a + \log \mu_2^*\_bD$$

となる．β^* は D に依存せずまた μ_2^* は小さいので，t が一定のとき，D の値の変化による { } 内の値の差は小さい．それゆえ t が一定のとき，D の値の変化による $\log \Lambda$ の値の変化量は近似的に t に依存しない値 $\log \nu^*\_bD$ となる．一方，増殖モデルでは { } 内の β^* の値が D に依存するので，D の値の変化による { } 内の値の変化量は D の変化量と t の値の複雑な関数になるゆえ，一般に t に依存する．

(閑話) TSCE モデルの現状と展望

細胞分裂における遺伝子変異（コピーミス）が発癌の原因となることは広く知られている．発癌は 2 段階の変異が重なった場合に起こるという仮説を立証し利用するために，TSCE モデルが開発された．TSCE モデルのパラメターは，生物医学的意味を有する点が重回帰や Cox 回帰モデル等の経験モデルと異なる．それゆえ，統計学を知らない医師や生物学者でも，モデルの妥当性の判断と推定値の意味は直ちに理解できる．2002 年に九州大学医学部野瀬善明

教授にそのモデル図を白板に描いて説明したら，強い興味を示され，定年になるまで図を消さないで，伺うたびにそのモデルの立証法について議論し研究が進展した．この原稿執筆中にも「遺伝子異常のマウスに iPS 細胞の技術を使って，すい臓の細胞を脱分化させたところ，癌細胞が急速に増殖した」というニュースを，two-stage 発癌モデルが該当する例として知らせて下さった．

南カロライナ医科大学生物統計部の Dr. Hoel は JANUS データを TSCE モデルで解析するための研究費を獲得し 1999 年末に私を招聘した．一方その頃 NIEHS/EPA の Dr. Portier は WHO でダイオキシン規制値設定を実質リードしており，Kociba データを TSCE モデルで解析する必要に迫られていた．

Portier 学派が 1994 年に正確な微分方程式の解を発見したが，オリジナル尤度は収束しないので，欧州の 3 学派は余計な条件をつけたり，収束条件不明確な結果を公表したりした．遂に，その 3 学派が集まって同一データを解析してみたら，まったく異なる結果になったという論文（Heidenreich, 2006）を共同で公表した後も，それぞれが独自の解析結果を発表し続けた．Hornsby et al. (2007) は *Lancet* のレビュー論文で，TSCE モデルの結果は信用できないと評価した．

1999 年 10 月に渡米した 1 年後に，条件付き尤度にたどり着き解析プログラムを完成した．JANU データを解析した結果を NIEHS の Portier にみせたら，小標本サンプルとして Kociba データを渡された．対数 Dose を用いることで収束したので JANUS データとともに論文化し Nakamura and Hoel (2003) に公表した．

Dr. Hoel の院生たちは条件付き尤度を用いた論文を出版し学位を得たが，条件付き尤度の理論的正当性の論文 Nakamura and Hoel (2018) の初稿は，理解できないという理由で却下された（この論文は完全な証明を添えて投稿中）．その後 2012 年に神戸で開催された IBS（International Biometric Society）で Portier の弟子の Kopp とともに発癌モデルのセッションの招待講演を行った．Kopp は講演で，微分方程式の正確な解を発見したが，オリジナルパラメターの MLE を求めることは extremely difficult と話した．それで，彼女にも条件付き尤度の話をしたが，「なぜ，$\delta = 0$ とおいて推定した MLE がオリジナルパラメターの MLE になるのか理解できない」，といって困惑していた．私は講

演で Heidenreich（2006）による JANUS データ解析論文中の誤りを 10 か所以上指摘し，最尤値への収束基準を明確に示すべきと訴えた.

2003 年頃から長崎大学の卒研生と修論生が TSCE モデル研究を代々引き継ぎ発展させ，ISI，ISI-CRA で 2 年ごとに成果を発表した．実際に TSCE モデルを応用してみたい方には解析を援助するために R による解析プログラムを提供する.

TSCE モデルは多大な興味をもって受け入れられたが，混乱の時代が長かったため，普及に陰りがみえる．しかしメカニスティックモデルへの期待と潜在的需要は大きいので，灯を途絶えさせてはいけない．近々メカニスティックモデルのためのフォーラムをネット上に開くので参加されたい.

7.5 Fine-Gray モデル

競合リスクがないとき

最近の言葉を用いて自己完結するように，競合要因がないときの用語から定義する．T を生存時間を示す確率変数，$S(t)＝\Pr(T≧t)$ を生存率関数とする．密度関数とハザードは次の式で計算される：

$$f(t)＝\lim_{\Delta t \to 0}\{\Pr(t≦T)-\Pr(T<t+\Delta)\}/\Delta t$$
$$＝\lim_{\Delta t \to 0}\{S(t)-S(t+\Delta)\}/\Delta t＝-S'(t)$$
$$\lambda(t)＝\lim_{\Delta t \to 0}\Pr(t≦T<t+\Delta t|T≧t)/\Delta t$$
$$＝\lim_{\Delta t \to 0}\Pr(t≦T<t+\Delta t)/\Delta t S(t)$$
$$＝f(t)/S(t)＝-d\log S(t)/dt$$

$f(t)＝-S'(t)$ を積分して，$\int_0^t f(u)du＝1-S(t)$.

逆に，実際に観察される量ハザード $\lambda(t)$ から $S(t)$ を得るには，$\lambda(t)＝-d\log S(t)/dt$ を積分して $\log S(t)＝-\int_0^t \lambda(u)du$，これより

$$S(t)＝\exp\left\{-\int_0^t \lambda(u)du\right\}$$

そこで，共変量 z のハザードへの効果を，比例ハザードモデル $\lambda(t|z)＝$

$\lambda_0(t)\exp(\beta z)$ を用いて推定し,

$$S(t|z) = \exp\left\{-\int_0^t \lambda(u|z)\,du\right\}$$
$$= \exp\left\{-\exp(\beta z)\int_0^t \lambda_0(u)\,du\right\}$$
$$= S(t|z=0)^{\exp(\beta z)} \tag{7.16}$$

を計算することで, 生存時間への効果も推察できる. ここで $\lambda_0(t)$ は関数型を指定しないベースラインハザードとする. 式(7.16)から応用上重要な次式が得られる.

$$\log\{-\log S(t|z)\} = \beta z + \log\int_0^t \lambda_0(u)\,du$$

記号の簡単のために z はスカラーとするが, z が縦ベクトルのときは $\boldsymbol{\beta}^{\mathrm{T}}\boldsymbol{z}$ とすればよい.

競合リスクがあるとき

T を生存時間を示す確率変数, $S(t)=\Pr(T\geq t)$ を生存率関数, $F(t)=\Pr(T<t)$ を分布関数とする. $S(t)+F(t)=1$ である. 死因が m タイプあるとする. J を死因タイプを示す確率変数とする. $F_j(t)=\Pr(T<t, J=j)$ を Type-j 累積発生率関数 (cumulative incidence function) と呼ぶ (部分分布関数とも呼ばれる). Type-j の致死率は

$$\Pr(J=j) = \Pr(0\leq T<\infty, J=j)$$
$$= F_j(t) + \Pr(T\geq t, J=j)$$
$$= F_j(t) + S_j(t)$$

より, $\Pr(J=j)-F_j(t)=S_j(t)$ となる. $1-F_j(t)\neq S_j(t)$ は Fine-Gray モデル理解の鍵となる.

競合リスクがないときと同様 Type-j 発生率関数 (incidence function) (部分密度関数とも呼ばれる), Type-j 部分ハザード (cause specific hazard) は, それぞれ

$$f_j(t) = \lim_{\Delta t\to 0} \Pr(t\leq T<t+\Delta t, J=j)/\Delta t$$
$$= \lim_{\Delta t\to 0} \{F_j(t+\Delta)-F_j(t)\}/\Delta t = F_j'(t)$$
$$\lambda_j(t) = \lim_{\Delta t\to 0} \Pr(t\leq T<t+\Delta t, J=j|T\geq t)/\Delta t$$

$$= \lim_{\Delta t \to 0} \Pr(t \leqq T < t + \Delta t, J = j)/\Delta t\, S(t)$$

$$= F_j'(t)/S(t) = f_j(t)/S(t)$$

と定義される.

死因は他になく, 2つの死因が同時に発生することはないとする (イベントが起きたとすると $1, \cdots, m$ のうちのどれか1つが起きたことを意味する). すると, 部分ハザードの式の分母が, すべての Type に共通に $S(t)$ で, 全死因でのハザード $\lambda(t)$ の分母も $S(t)$ なので, 次の重要な関係が導かれる (練習問題7.6参照).

$$\lambda(t) = \lambda_1(t) + \cdots + \lambda_m(t)$$

ここからは, 共変量 z の, ある特定の Type 例えば $J = 1$ について, $F_1(t|z)$ への効果を推定することを考える. 部分ハザード $\lambda_1(t)$ に比例ハザードモデル

$$\lambda_1(t|z) = \lambda_{10}(t)\exp(\beta z)$$

を仮定しデータ解析することで, $\lambda_1(t|z)$ を推定できたとする. $\lambda_1(t|z)$ から $F_1(t|z)$ を得るには, $f_1(t|z) = F_1'(t|z)$ を積分して得られる関係式

$$F_1(t|z) = \int_0^t f_1(u|z)du$$

を用いる. $f_1(t|z) = S(t|z)\lambda_1(t|z)$ なので, $S(t|z)$ が得られれば計算可能である. しかし

$$S(t|z) = \exp\left\{-\int_0^t \lambda(u|z)du\right\}$$

$$= \exp\left\{-\int_0^t \sum_{j=1}^m \lambda_j(u|z)du\right\}$$

$$= \prod_{j=1}^m \exp\left\{-\int_0^t \lambda_j(u|z)du\right\}$$

なので, 結局, $F_1(t|z)$ を得るにはすべての部分ハザード $\lambda_1(t|z), \cdots, \lambda_m(t|z)$ を推定する必要がある. いいかえると, 部分ハザードに比例ハザードモデル

$$\lambda_1(t|z) = \lambda_{10}(t)\exp(\beta z)$$

を仮定して, 7.1節の理論に基づき, 共変量 z の Type-1 ハザードへの効果 $\exp(\beta z)$ を推定しても, それだけでは $F_1(t|z)$ を推定することはできない. すべての部分ハザード $\lambda_1(t|z), \cdots, \lambda_m(t|z)$ を推定し, それを用いて $S(t|z)$ を推定する必要がある.

Fine-Gray モデル

Fine and Gray（1999）は特定のタイプ，例えば $J=1$ のハザードに比例ハザードモデルを用いることで，$F_1(t|z)$ を推定できるように，ハザードの定義を変える便法を考案した．ポイントは $\lambda_1(t)=F_1'(t)/S(t)$ の分母である．Fine-Gray は

$$\lambda_1^*(t)=\frac{F_1'(t)}{1-F_1(t)}$$

と定義することを提案した．対数微分を用いて，

$$\frac{d\log\{1-F_1(t)\}}{dt}=-\frac{F_1'(t)}{1-F_1(t)}=-\lambda_1^*(t)$$

共変量 z を含む場合も同様に，

$$\lambda_1^*(t|z)=\frac{F_1'(t|z)}{1-F_1(t|z)}$$

と定義して，

$$\frac{d\log\{1-F_1(t|z)\}}{dt}=-\lambda_1^*(t|z)$$

を得る．積分して

$$\log\{1-F_1(t|z)\}=-\int_0^t \lambda_1^*(u|z)du$$

ここで比例ハザードモデル

$$\lambda_1^*(t|z)=\lambda_0^*(t)\exp(\beta z)$$

を仮定する．ただし $\lambda_0^*(t)$ は関数型を指定しないベースラインハザード関数とする．すると

$$\log\{1-F_1(t|z)\}=-\exp(\beta_1 z)\int_0^t \lambda_0^*(u)du$$

-1 をかけて対数をとると，

$$\log[-\log\{1-F_1(t|z)\}]=\beta_1 z+\log\left(\int_0^t \lambda_0^*(u)du\right)$$

したがって，z の異なる値 z, z^* に対して，

$$\log[-\log\{1-F_1(t|z)\}]-\log[-\log\{1-F_1(t|z^*)\}]=\beta_1(z-z^*) \qquad (7.17)$$

この式は，共変量 z の値の $F_1(t|z)$ への効果が，他の Type のハザードへの z

の効果を知ることなく，推定できることを示しているようにみえる．

文献検索システム Scopes で調べると，Fine-Gray 論文はすでに 4300 回の引用がなされており，医学における競合リスクデータ解析における標準手法と定着している．一方で，不適切な使用法と誤った解釈が Andersen（2012）などのレビュー論文で指摘されているので，その点を掘り下げてみる．

Fine-Gray モデルの解釈

Fine-Gray ハザードである $\lambda_1^*(t) = F_1'(t)/\{1-F_1(t)\}$ と，部分ハザードである $\lambda_1(t) = F_1'(t)/S(t)$ の分母の意味を考える．$\lambda_1(t)$ の分母 $S(t)$ は $\lambda_1(t) = \lim_{\Delta t \to 0} \Pr(t \leq T < t+\Delta t, J=1 | T \geq t)/\Delta t$ の条件事象 $\{T \geq t\}$ の確率である．

同様に，$\Pr(E) = 1 - F_1(t)$ となる事象を E とすると，

$$\lambda_1^*(t) = \lim_{\Delta t \to 0} \Pr(t \leq T < t+\Delta t, J=1 | E)/\Delta t$$

となるので，$\lambda_1^*(t)$ の分母 $1 - F_1(t)$ の意味は，事象 E を具体的に示すことでわかる．

E^c を E の補集合とすると，

$$\Pr(E^c) = 1 - (1 - F_1(t)) = F_1(t) = \Pr(T < t, J=1)$$

最後の $\Pr(T < t, J=1)$ は事象 $\{T < t\}$ と $\{J=1\}$ を同時に満たす事象（共通事象）$\{T < t\} \cap \{J=1\}$ の確率である．

$$E^c = \{(T < t\} \cap \{J=1\}$$

なので，

$$E = (\{T < t\} \cap \{J=1\})^c$$

となる．集合論の de Morgan の公式

$$(A \cap B)^c = A^c \cup B^c$$

を用いると，

$$(\{T < t\} \cap \{J=1\})^c = \{T < t\}^c \cup \{J=1\}^c$$
$$= \{T \geq t\} \cup \{J \neq 1\}$$

$\{T \geq t\}$ は t までイベントが起きていない症例であり，$\{J \neq 1\}$ は Type-1 以外の死因で死ぬ症例である．死ぬ時間を t の前後に分けて考えると，

$$\{J \neq 1\} = \{T \geq t, J \neq 1\} \cup \{T < t, J \neq 1\}$$

であるが，$\{T \geq t, J \neq 1\} \subset \{T \geq t\}$ なので，

7.5 Fine-Gray モデル

$$\{T \geqq t\} \cup \{J \neq 1\} = \{T \geqq t\} \cup \{T < t, J \neq 1\}$$

と排反事象の和で表せる．結局，

$$\lambda_1^*(t) = \lim_{\Delta t \to 0} \frac{\Pr(t \leqq T < t + \Delta t, J = 1 | \{T < t, J \neq 1\} \text{ または } T \geq t)}{\Delta t} \quad (7.18)$$

となる．

条件 $\{T < t, J \neq 1\}$ は「t までに Type-1 以外の死因で死亡した症例」を意味する．これは，他の死因で死んだ症例も at risk（生きていて観察中）とみなすが，実際にはすでに死んでいるのだから Type-1 で死ぬことはない（at risk ではない）．いいかえると，他の死因で死亡した症例は生き返り at risk（イベントを発生する可能性あり）とみなされるが，不死身になり死ぬことはないという，ゾンビのような条件である．

死亡が発生するごとに Fine-Gray ハザードの式を適用して最も適合するパラメーター値を推定する．実際には本当に at risk にある症例間での部分ハザードの値に応じて死亡が発生しているのだから，Fine-Gray ハザード推定値の解釈は困難である．

したがって，比例ハザードモデル

$$\lambda_1^*(t|z) = \lambda_0^*(t) \exp(\beta z)$$

を用いて β を推定しても，ハザードへの影響としての解釈は困難である．

しかしながら，式 (7.17) を変形すると

$$1 - F_1(t|z) = \{1 - F_1(t|z^*)\}^{\exp\{\beta_1(z - z^*)\}}$$
$$1 - F_1(t|z) = \{1 - F_1(t|z=0)\}^{\exp(\beta_1 z)} \quad (7.19)$$

が成立する．$z = c+1$, $z = c$ を代入すると

$$1 - F_1(t|c+1) = \{1 - F_1(t|c)\}^{\exp(\beta_1)}$$

となるので，z が c から 1 単位増加すると $1 - F_1(t|c)$ の $\exp(\beta_1)$ 乗になると推定される．いいかえると，$1 - F_1(t|z)$ に関する式 (7.19) が成立することに意味があるという主張である．ここで注意すべき点は，(7.16) の $S(t|z)$ が (7.19) では $1 - F_1(t|z)$ になっており，$S_1(t|z)$ ではないことである．その違いの意味を考える．

論理の明確化のために z は省略して，要点を繰り返し書くと，

$$1-F_1(t) = \Pr(E)$$
$$= \Pr[\{T \geqq t\} \cup \{T < t, J \neq 1\}]$$
$$= \Pr\{T \geqq t\} + P\{T < t, J \neq 1\}$$
$$= S(t) + P\{T < t, J \neq 1\}$$

$S(t)$ は「t まで生きる確率」，$\Pr\{T < t, J \neq 1\}$ は「他死因で t までに死亡する確率」である．z の $1-F_1(t)$ への効果が式(7.18)により推定できたとしても，$S(t)$ と $\Pr\{T < t, J \neq 1\}$ のそれぞれにどれだけの効果があるのかまではわからない．したがって，z の $1-F_1(t|z)$ への効果 $\exp(\beta)$ から，「t までに Type-1 で死ぬ確率」$F_1(t|z)$ への効果を推察するのは，z の $S(t)$ への効果 $S(t|z)$ を知らないかぎり困難である．結局部分ハザードを用いる場合と同じ結論になる．

競合リスクがないときに，z のハザード $\lambda(t)$ への効果 $\lambda(t|z)$ から $F(t) = 1-S(t)$ への効果を推定できるための本質的な関係は，式(7.16)あるいは

$$\log\{-\log S(t|z)\} = \beta z + \log \int_0^t \lambda_0(u)\, du$$

である．Fine-Gray モデルでの対応する式は

$$\log[-\log\{1-F_1(t|z)\}] = \beta_1 z + \log\left(\int_0^t \lambda_0^*(t) du\right)$$

であるが，仮に $S_1(t|z) = 1-F_1(t|z)$ が成立するなら

$$\log[-\log S_1(t|z)] = \beta_1 z + \log\left(\int_0^t \lambda_0^*(t) du\right)$$

となるが，$\Pr(J=1) - F_1(t) = S_1(t)$ なので，$1-F_1(t) \neq S_1(t)$ である．

結局，$1-F_1(t)$ への効果の推定はできるが，$F_1(t)$ への効果の推定は困難である．これを勘違いした解釈が多くの医学論文でなされている．

すでに述べたが，部分ハザードについては $\lambda(t) = \lambda_1(t) + \cdots + \lambda_m(t)$ が成立する（練習問題）．しかし Fine-Gray ハザードをすべての Type について加えても，一般に $\lambda(t)$ とはならない．

計算例

表7.1 は部分ハザードそして Fine-Gray モデルのパラメターの計算例を示す．Type-1 に絞ってみると，部分ハザードの at risk はセンサー，Type-1，Type-2 のどのイベントが発生したときにも減っているが，Fine-Gray ハザードの at risk はセンサーと Type-2 のイベントが発生したときには減るが，

表 7.13 Andersen et al. (2012) の Table 1 のデータに Fine-Gray ハザードの計算を付加

データは T=時間，D=発生数，C=タイプ：
競合リスクが無い時のパラメター：N=T での at risk，h=ハザード，S=生存率，H=累積ハザード：
部分ハザードパラメター：h_1=Type-1 ハザード，H_1=Type-1 累積ハザード，h_2=Type-2 ハザード，H_2=Type-2 累積ハザード．
f_1=Type-1 発生率，F_1=Type-1 累積発生率，f_2=Type-2 発生率，F_2=Type-2 累積発生率：
Fine-Gray パラメター：N_1=Type-1 の at risk，N_2=Type-2 の at risk，g_1=Type-1 ハザード，g_2=Type-2 ハザード．
G_1=Type-1 累積ハザード，G_2=Type-2 累積ハザード

T	D	C	N	h	S	H	h_1	H_1	h_2	H_2	f_1	F_1	f_2	F_2	N_1	N_2	g_1	g_2	G_1	G_2
0	–	–	12	0	1	0	0	0	0	0	0	0	0	0	12	12	0	0	0	0
5	1	1	12	0.083	0.917	0.083	0.083	0.083	0	0	0.083	0.083	0	0	12	12	0.083	0	0.083	0
6	1	0	11	0	0.917	0.083	0	0.083	0	0	0	0.083	0	0	11	11	0	0	0.083	0
7	1	1	10	0.1	0.825	0.183	0.1	0.183	0	0	0.092	0.175	0	0	11	12	0.091	0	0.174	0
8	1	2	9	0.111	0.733	0.294	0	0.183	0.111	0.111	0	0.175	0.092	0.092	10	12	0	0.083	0.174	0.083
9	1	0	8	0	0.733	0.294	0	0.183	0	0.111	0	0.175	0	0.092	10	11	0	0	0.174	0.083
12	1	0	7	0	0.733	0.294	0	0.183	0	0.111	0	0.175	0	0.092	10	11	0	0	0.174	0.083
13	1	1	6	0.167	0.611	0.461	0.167	0.35	0	0.111	0.122	0.297	0	0.092	10	11	0.1	0	0.274	0.083
15	1	2	5	0.2	0.489	0.661	0	0.35	0.2	0.311	0	0.297	0.122	0.214	9	11	0	0.091	0.274	0.174
16	1	1	4	0.25	0.367	0.911	0.25	0.6	0	0.311	0.122	0.419	0	0.214	9	10	0.111	0	0.385	0.174
20	1	0	3	0	0.367	0.911	0	0.6	0	0.311	0	0.419	0	0.214	8	10	0	0	0.385	0.174
22	1	0	2	0	0.367	0.911	0	0.6	0	0.311	0	0.419	0	0.214	8	10	0	0	0.385	0.174
23	1	2	1	1	0	1.911	1	0.6	1	1.311	0.367	0.419	0.367	0.581	8	10	0	0.1	0.385	0.274

INT は Excel の整数値関数で
C=0, 1, 2 のとき，
INT($C/2$)=0, 0, 1
INT($C/2+0.5$)=0, 1, 1
$C-2$INT($C/2$)=0, 1, 0

$$N = N^* - D$$
$$h = \mathrm{INT}(C/2+0.5)/N$$
$$S = S^*(1-h)$$
$$H = H^* + h$$
* は一つ前の値

$$h_1 = (C-2\mathrm{INT}(C/2))h$$
$$H_1 = H_1^* + h_1$$
$$h_2 = (C-1)h$$
$$H_2 = H_2^* + h_2$$

$$f_1 = Sh_1$$
$$F_1 = F_1^* + h_1$$
$$f_2 = Sh_2$$
$$F_2 = F_2^* + h_2$$

$$N_1 = N_1^* - (C-2*\mathrm{INT}(C/2))$$
$$N_2 = N_2^* - \mathrm{INT}(C/2)$$
$$g_1 = (C-2\mathrm{INT}(C/2))/N_1$$
$$g_2 = \mathrm{INT}(C/2)/N_2$$
$$G_1 = G_1 + g_1$$
$$G_2 = G_2^* + g_2$$

Type-1 のときは減らない.

部分ハザードのすすめ

Fine-Gray ハザードは累積生存率関数 $F_1(t)$ と密接な関連があるということで提唱された. そのハザードの不自然さを指摘する論文が多数あるのにもかかわらず, それを用いる臨床家が後を絶たない. そもそも $F_1(t)$ 自体が解釈困難な量なので, それと密接に関連する量を用いるには慎重であらねばならない. それでその不自然さを丁寧に解説する.

生存時間解析で直接観察できるのはハザードであり, 競合リスクのある解析ではいかなる工夫をしても, 競合リスク間の関係に影響された解析結果しか観察されない. 例えば, 癌による死亡を主イベント, その他の死因による死亡を競合イベント, 観察期間中にイベントの発生しなかったときセンサーとした研究の場合, 主イベントに関する結果は, 観察された競合イベントが与えられたとした条件のもとでの観察結果である. 仮に同様の研究を米国で行ったとすると, 米国では若年での心疾患が日本より多発するので, 癌を観察する前に死亡する症例が多くあり, それが異なる結果を導くこともある.

観察結果の一般化のためには, 様々な仮説に基づく解析を行い, 得られた結果をもとに, 医学疫学的観点から競合リスクの影響を推察することが必要である. それには古典的な部分ハザードの方が解釈も理論構成も明解なので有用である.

競合リスク間の関連に興味があるならば, Cure-Death ハザード plot が有効であり, その解析法は競合リスクが 3 つ以上あっても, 興味ある 2 つの Type の組み合わせに対し同様に使える. 発癌モデルでの癌による死亡を主死因, その他の死因を競合リスクとした解析では, 主死因の部分ハザードに比例ハザードモデルを仮定した解析で, 放射線による変異率効果とダイオキシンによる増殖率効果を的確に識別することができ, その結果はそれぞれの専門分野での基礎的理論に反せず, かつ背後にある量的な関係を導くことができた. 競合リスク理論を用いたこのような疫学的研究法が, 臨床研究のみならず様々な分野での応用で普及することを期待する.

練習問題

[問題 7.1] デルタ法（練習問題 2.2）を用いて $\hat{\pi}=1/(1+\hat{\theta})$ のとき，$\mathrm{Var}(\hat{\pi})$ を計算せよ．

[問題 7.2] $f(x)$ を $x=3$ で微分可能な関数，$f'(3)=\lim_{\Delta \to 0}\{f(3+\Delta)-f(3)\}/\Delta$ とする．$\varepsilon(\Delta)=f(3+\Delta)-f(3)-f'(3)\Delta$ とおくと，$\varepsilon(\Delta)=o(\Delta)$ を証明せよ．これは，$f(3+\Delta)=f(3)+f'(3)\Delta+o(\Delta)$ と書けることを示す．3 を x と書けば一般式を得る．

　ヒント：$\Delta\to 0$ のとき $\varepsilon(\Delta)/\Delta\to 0$ を示す．

[問題 7.3] $f(\Delta)=o(\Delta)$，$g(\Delta)=o(\Delta)$，$h(\Delta)=f(\Delta)+g(\Delta)$ のとき，$h(\Delta)=o(\Delta)$ を証明せよ．また，$h(\Delta)=f(\Delta)^2/g(\Delta)$ と定義すると，$h(\Delta)=o(\Delta)$ は成立するか．

[問題 7.4] 集合 A,B について，A と B の和集合を $A\cup B=\{a|a\in A$ または $a\in B\}$，共通集合を $A\cap B=\{a|a\in A$ かつ $a\in B\}$，A の補集合を $A^c=\{a|a\notin A\}$ と定義する．de Morgan の法則 $(A\cup B)^c=A^c\cap B^c$，$(A\cap B)^c=A^c\cup B^c$ を証明せよ．ヒント：$A=B$ を証明するには，$A\subset B$ と $B\subset A$ を示す．$A\subset B$ を証明するのには $a\in A$ ならば $a\in B$ を示す．

[問題 7.5] 事象 A,B について，$P(A\cup B)=P(A)+P(A^c\cap B)$ を証明せよ．ヒント：A と B が排反事象（$A\cap B=$ 空集合）のときは $P(A\cup B)=P(A)+P(B)$．

[問題 7.6] T を生存時間を示す確率変数，$\lambda(t)$ をハザード関数とする．死因のタイプは $1,\cdots,m$ 以外になく，2 つの死因が同時に発生することはないとする．いいかえると，イベントが起きたとすると $1,\cdots,m$ のうちのどれか 1 つが起きたことを意味する．Type-j 部分ハザードを

$$\lambda_j(t)=\lim_{\Delta t\to 0}\Pr(t\le T<t+\Delta,\ J=j|T\ge t)/\Delta$$

とする．次の関係式を導け：$\lambda(t)=\lambda_1(t)+\cdots+\lambda_m(t)$

8

クロスする生存率曲線

8.1 クロスする KM 曲線の検定

　ハザードが一時的に高くなり，その後急速に低下する例はよくある．0 歳の死亡率は 2 歳児の死亡率の 10 倍以上高く，スペースシャトルの爆発のリスクは打ち上げ直後に最も高くその後は低下する．抗うつ剤治療は長い目でみると自殺を予防する効果があるが，治療開始後しばらくは自殺のリスクが高くなる．ある抗癌剤は副作用が強く死に至る症例もあるが，劇的に効く症例もある．アレルギーの減感作療法は，個人ごとに適正な投与方法が異なり，そこから外れるとアナフィラキシーショックを起こしてしまう危険があるが，有効性が得られた人には劇的な恩恵をもたらす．

　ログランク検定や Cox 回帰モデルは，比例ハザード性，すなわち「ハザード比が時間によらず一定」を前提としており，帰無仮説「ハザード比＝1」に対し，対立仮説「ハザード比≠1」を検定するときに最も強力である．一方，生存率曲線がクロスする関係は「ハザード比がほぼ 1」あるいは「ハザード比が時間により異なる」を意味するので，ログランク検定や Cox 回帰モデルが必ずしも有効ではない．クロスする関係での最適な検定法は対立仮説によって異なるので，研究目的に適した対立仮説を明確に絞り込む必要がある

　KM（Kaplan-Meier）曲線がクロスする場合の検定法も多く提唱されているが，共通するのは重み付きログランク検定

$$Z^2 = \frac{\{\Sigma_j W_j(D_j - E_j)\}^2}{\Sigma_j W_j^2 V_j}$$

の利用である．重み W_j が定数ならば，帰無仮説のもとで

$$\mathrm{E}[\Sigma_j W_j(D_j - E_j)] = \Sigma_j W_j \mathrm{E}(D_j - E_j) = 0$$

なので，Z^2 は漸近的に自由度1のカイ2乗分布に従う．通常 $W_j > 0$ であるが $W_j \le 0$ でもよい．

一般的対立仮説

「ハザード比が時間に依存する」場合に，帰無仮説「ハザード比＝1」に対し，対立仮説「ハザード比≠1」を検定するのにログランク検定を用いることは誤りではないが，検出力の観点からは必ずしも最適とはいえない（この点に関してはハザード比が時間に依存する場合で解説）．特に生存時間がクロスするときには，どの時点でのハザードの差が重要なのかを明確にし，それを反映する重みを与えた重み付きログランク検定を用いる．例えば，「治療開始時に近いほど重要」ならば，KM生存率 $\hat{S}(t)$ を用いて，$W(t) = \hat{S}(t)$ とするとよい．最初のイベントに最大の重み $\hat{S}(0) = 1$，最後のイベントに最小の重み $\hat{S}(t_{\mathrm{last}})$ となる．逆に長期経過後の効果を重要視するのなら，$W(t) = 1 - \hat{S}(t)$ とすれば，最初のイベントの重みは0で最後のイベントに最大の重み $1 - \hat{S}(t_{\mathrm{last}})$ を与える．最近 SAS は $W(t) = \hat{S}(t)^P R(t)^{-1}$（$R(t)$ は t での at risk の数）を実装した．

留意すべき点は，重みは死亡発生時におけるハザードにつくが，生存率曲線がクロスする前にハザードの大小関係が逆転（ハザード比が1をまたぐ）していることである．具体的には，生存率曲線の差が小さくなり始めたときはハザード比が逆転している．

対立仮説「生存率関数はクロスする」

「生存率関数はクロスする」という対立仮説が有効な具体例は知らないが，理論的興味としてはあり得る．またクロスの仕方と時点も理論的には様々あり得る．統計解析法の開発者は実データに基づいた動機であっても数学理論としての完成を目指すので，以下の議論の多くは理論的興味に基づくことを断って

おく.

Li et al.（2015）では,「生存率関数はクロスする」を対立仮説とする 21 の検定法の Type-1 エラー率（サイズ）と, 様々なシナリオのもとでの検出力をシミュレーションにより比較し, 性能が高かったのは Qiu and Sheng（2008）（今後 QS 法と記す）としている. QS 法は Mantel and Stablein（1988）による方法（MS 法と記す）の改良版である. MS 法はあらかじめハザードがクロスしそうな時点 t^* を与えて, 死亡時点 $t_j < t^*$ のときは $W_j = 1$, $t_j > t^*$ のときは $W_j = -1$ と重みを決める方法である. ハザードのクロスする前後で $(D_j - E_j)$ の符号が変わるので, $W_j \equiv 1$ の通常のログランク検定では, 前後の項が相殺し, $\Sigma_j W_j (D_j - E_j)$ が 0 に近づくので有意にならない. そこで, 相殺しないように W_j の符号を変えるというわけである. 当然ながら有意になる確率は高くなる. 一般に t^* の値はデータをみる前には不明なので, MS 法は KM 曲線を描いてみて決定することを勧めているが, それは本来許されないということが議論された. そこで, その改良版として, QS 法が考案された.

対立仮説「生存率関数はクロスする」に特化した検定を実施して有意にならなかったとする. そこで解析を終了すると「生存率関数はクロスしないで有意」という重要な場合を見逃すことになる. そこで, 引き続き, 通常のログランク検定を実施することになる. この検定の順序は不自然である. それで, QS 法は最初に通常のログランク検定を実施し有意だったら, KM 曲線がクロスしていたらいたで, していなかったらいないで,「有意に異なる」と結論する. 有意でなかったら, 第 2 段として,「生存率関数はクロスする」に特化した検定を行い, 有意になれば「生存率曲線はクロスして異なる」と結論するという手順を提案している. 結局 2 回検定するのだから, 例えば Bonferroni 法による多重比較の補正として, 2 回とも有意水準を 0.05/2 = 0.025 で行えば正当な検定なのだが, 理論的には甘いので, QS 法はより有効な方法を求めて議論を複雑化する.

重みを工夫することで 2 回の検定が近似的に独立になるようにする. ログランク検定の重みは $(1, \cdots, 1, 1, \cdots, 1)$ である. 2 段目の重みとして, m 番目のイベントまでは 1 を -1 とし, その後のイベントでは 1 を c とした重み $(-1, \cdots, -1, c, \cdots, c)$ の重み付きログランク検定（T で示す）を考える. 2

つの検定の漸近共分散 $\mathrm{Cov}(U, T)$ は m と c の関数になる. そこで, $\mathrm{Cov}(U, T)=0$ となるように m と c の値を決める. すると, 帰無仮説のもとで, U と T は共分散が 0 の漸近正規分布をなすので, 近似的に独立となる. したがって T の有意水準は U の結果に依存しない.

そこで検定 U, T の有意水準をそれぞれ α_1, α_2 と設定したときの, 2 段階の検定結果の有意水準 α を求める. {U が有意}, または {U が有意でないときに T が有意} となる確率なので,

$\alpha = \mathrm{Pr}(U\text{ が有意}) + \mathrm{Pr}(U\text{ が有意でない})\mathrm{Pr}(T\text{ が有意}|U\text{ が有意でない})$

U と T は独立なので, $\mathrm{Pr}(T\text{ が有意}|U\text{ が有意でない}) = \mathrm{Pr}(T\text{ が有意})$. したがって

$$\alpha = \alpha_1 + \alpha_2(1-\alpha_1)$$

となり, $\alpha_1 + \alpha_2(1-\alpha_1)=0.05$ を満たすように α_1, α_2 を決める. 例えば $\alpha_1 = \alpha_2$ とすると, $\alpha_1 = \alpha_2 = 0.0253$ となる. これは単純な Bonferroni 法で用いられる有意水準 0.025 よりわずかに大きいだけで, 実際上同じである.

QS 法では, m ごとに $\mathrm{Cov}(U, T)=0$ となる c を求め, そのときの T の値 $T(m)$ も求めている. $T(m)$ が最大になる $\max T(m)$ を実際の検定に用いる. これにより, 本来許されない「KM 曲線を描いてみて m を決定する」を回避していると主張する. 確かに $\max T(m)$ の 1 回しか検定はしないが, data-driven (データを前処理した上での) 検定を行っている点に不透明さが残る. また実際に m から c を求め $T(m)$ を計算するさいの計算はかなり面倒で実用性に乏しい. そこで, より現実的で有効と思える方法を次で扱う.

対立仮説「ある時点の前後でハザード比が 1 をクロスする」

生存率曲線がクロスすることが予想される場合には, ある時点より以前または以後に絞って比較する方法もある. ハザード比が逆転すると判断される時点を事前に定めて, その時点をログランク検定のための観察開始時とする. 時点 t_0 を観察開始時とする検定を post-t_0 検定と呼ぶ. Logan et al. (2008) は濾胞性リンパ腫のための造血幹細胞移植において, HLA が同一の兄弟同種異系移植を受けた 175 人の患者と, 自己移植をした 596 人の患者の無病生存率曲線 (死亡に加え発病もイベント) を比較した. 同種異系移植はより高い用量の化

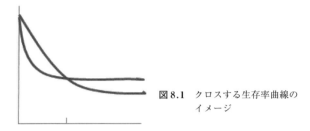

図 8.1 クロスする生存率曲線の
イメージ

学療法の毒性のために早期に死亡率が高くなる傾向があるが長期生存者における原発性疾患の再発率を低下させる．対照的に，自己移植は，早期の毒性が低いがより多くの再発を経験する傾向がある．2つの治療法のハザード関数がある時点で交差する可能性が高い．図 8.1 に予想 KM 曲線を示す．

post-t_0 検定の検出力は KM 曲線がクロスするときには通常のログランク検定より高いが，クロスしないときは低い．検定の正当性（Type-1 エラー確率が 0.05 以下）と群間比較結果の再現性を高めるためには，クロスする根拠に基づき，ハザード比が 1 をまたぐ（ハザードの大小関係が逆転する）時点 t_0 を予測してから post-t_0 検定を実施するのが本来である．データに基づいた t_0 の妥当性というよりは，t_0 でハザード比が逆転すると考える根拠の正当性を検定するのである．

ハザード比が時間に依存する場合

ログランク検定はサンプルの従う分布を仮定しない検定なので，KM 曲線がクロスする状況で使用すること自体が誤りとはいえない．KM 曲線がクロスする状況で有意になる確率は低いと思われるが，仮に有意になったとすると，死亡発生時点ごとに「ハザードが等しい」という仮定のもとで計算された，期待値の総和 $E = \sum E_i$ よりも総死亡数が有意に少ないことを意味するので，「死亡数が有意に少ない」という意味の結論は下せる．しかし KM 曲線がクロスする状況では「ハザード比が観察期間を通して一貫して低い」という結論にはならない．再現性ある解釈と表現には，他の情報，例えばハザード比のクロスする時点と臨床所見との関連等の情報も考慮する必要があるかもしれない．

8.2 中央値の検定

中央値の信頼区間

図 8.2 はある癌患者 177 例（死亡 100，打ち切り 77）の KM 生存率曲線と 95% CL（confidence limit：信頼限界）を示す．95% CL は t における生存率 $S(t)$ の 95% CI（confidence interval：信頼区間）の点を結んでできる曲線である．上限を結んでできる上 95%信頼限界曲線（上 95% CL）と，下限を結んでできる下 95%信頼限界曲線（下 95% CL）とからなる（「曲線」は誤解の恐れのないときは省略する）．生存時間の中央値（median survival）t_M は，$t_M = S^{-1}(0.5)$ で定義されるが，一意に定まらない場合もあるので，厳密な定義としては，生存率が 0.5 以下となるような最初の時間という意味の $t_M = \inf\{t|S(t) \leq 0.5\}$ とする．t_M の推定値 t_m は生存率 0.5 を通る水平線と KM 曲線との交点で，交点が一意に定まらないときは最小の t とする．図では $t_m = 1002$ である．$S(t_m)$ の値の 95% CI を図中の縦線で示す．これは t_m における $S(t_m)$ の値の不確実度を示す範囲で，推定中央値 t_m の不確実度ではない．t_m は t_M の推定値であるがその信頼区間は次式で与えられる：

$$t_M \text{ の } 95\% \ CI = \{t|S(t) \text{ の} 95\% \ CI \text{ が } 0.5 \text{ を含む}\}$$

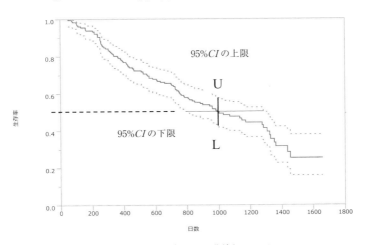

図 8.2 癌患者 177 名の KM 曲線と 95% CL

図で示すと，0.5 の水平線と下 95% CL の交点から上 95% CL との交点までの範囲となる．交点をそれぞれ，t_l, t_u とすると，t_M の推定値（95% CI）は $t_m(t_l, t_u)$ と書かれる．KM 曲線は死亡の起きた時点でしか変化しないので，t_m は死亡時であるが，t_l, t_u は死亡時とは限らない．

中央値の比較検定

上で用いたデータは TNM 分類 M_0 と M_1 の 2 群に分けられる．それぞれの KM 曲線と 95% CL を図 8.3 に示す．表 8.1 は群別の生存時間中央値を示す．表 8.2 は各群と全例の KM 生存率解析の一部を示す．t は観察時点，at risk は観察下の人数，Death は死亡数，Censor は打ち切り数，S は生存率，se は $S(t)$ の値の標準誤差，下 95% は $S(t) - 1.96se$，上 95% は $S(t) + 1.96se$ で計算された 95% CI の上限値と下限値を示す．

2 群間で生存時間中央値に差があるか検定する．M_0, M_1 の KM 生存率関数

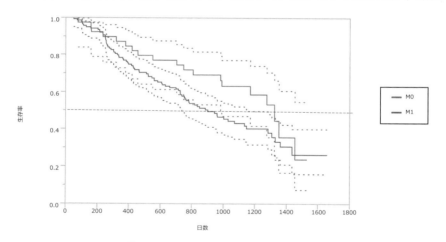

図 8.3　TNM 分類別の KM 曲線と 95% CL

表 8.1　TNM 分類別生存時間中央値

群	死亡	Censor	中央値	下 95%	上 95%
M_0	19	20	1323	982	1453
M_1	81	57	900	728	1146
全例	100	77	1002	807	1282

8.2 中央値の検定

表 8.2 中央値の検定で用いたデータの一部

TMN	t	at risk	Death	Censor	S	se	下 95%	上 95%
M_0	0	39			1	0	1	1
M_0	78	39	1	0	0.974	0.025	0.839	0.996
M_0	160	38	1	0	0.949	0.035	0.817	0.987
M_0	990	22	1	0	**0.631**	**0.079**	0.468	0.769
M_0	1043	21	0	1	0.631	0.079	0.468	0.769
M_0	1297	7	0	1	0.533	0.093	0.355	0.703
M_0	1323	6	1	0	0.444	0.112	0.247	0.66
TMN	t	at risk	Death	Censor	S	se	下 95%	上 95%
M_1	0	138	0	0	1	0	0	0
M_1	50	138	1	0	0.993	0.007	0.95	0.999
M_1	73	137	1	0	0.986	0.01	0.944	0.996
M_1	984	0	1	44	0.465	0.044	0.38	0.552
M_1	1002	1	0	43	**0.454**	**0.045**	0.369	0.542
M_1	1016	0	1	42	0.454	0.045	0.369	0.542
M_1	895	55	0	1	0.504	0.043	0.419	0.588
M_1	900	54	1	0	0.494	0.044	0.41	0.579
TMN	t	at risk	Death	Censor	S	se	下 95%	上 95%
All	990	1	0	65	0.502	0.039	0.426	0.577
All	**1002**	1	0	64	**0.494**	0.039	**0.418**	**0.57**

をそれぞれ $S_0(t)$, $S_1(t)$ で示す.

(1) 全例での中央値 $t_m = 1002$ における生存率 $S_0(1002)$ と $S_1(1002)$ に有意差があるか検定する.

(2) 表によると,M_0 群における $t_m = 1002$ での値 $S_0(1002)$ は $S_0(990)$ と $S_0(1043)$ の間の値であるが,ともに 0.631 なので,$S_0(1002) = 0.631$ となる.その推定標準誤差 $se_0 = 0.079$.

(3) M_1 群における $t_m = 1002$ での値は $S_1(1002) = 0.454$ となる.その推定標準誤差 $se_1 = 0.045$.

(4) Brookmeyer and Crowley (1982)(以下 BC 法)はベクトル $(S_0(t_m),$

$S_1(t_m)$) と期待値ベクトル $(0.5, 0.5)$ との偏差に基づいたカイ2乗検定法を提案したが，これは一般化逆行列を計算するのが面倒で，また Type-1 エラー率が0.05 より大きくなる傾向がある．

Chen and Zhang (2016) (以下 CZ 法) は $S_0(t_m)$ と $S_1(t_m)$ に推定分散の逆数で重みづけする方法を提案した．se_0 と se_1 の2乗をそれぞれ $\hat{\sigma}_0^2$ と $\hat{\sigma}_1^2$ で示す．$w_0=1/\hat{\sigma}_0^2$，$w_1=1/\hat{\sigma}_1^2$ と書き，$S_0(t_m)$ と $S_1(t_m)$ の重み付き平均値 $E=\{w_0 S_0(t_m) + w_1 S_1(t_m)\}/(w_0+w_1)$ を求めて，検定統計量を

$$X^2 = w_0\{S_0(t_m)-E\}^2 + w_1\{S_1(t_m)-E\}^2$$

と定義する．「2群の中央値は等しい」という帰無仮説のもとで，X^2 は漸近的に自由度1のカイ2乗分布に従う．シミュレーションによれば，X^2 を用いた検定は BC 法よりも性能がよいとしている．表8.2に基づく実際の計算は，

$$w_0=1/0.079^2, \quad w_1=1/0.045^2$$
$$w_0/(w_0+w_1)=0.245, \quad w_1/(w_0+w_1)=0.755$$
$$E=0.245 \cdot 0.631 + 0.755 \cdot 0.454 = 0.497$$

$$X^2=\{(0.631-0.497)/0.079\}^2 + \{(0.454-0.497)/0.045\}^2 = 3.79 \quad (p=0.05156)$$

となり，有意にわずかに届かない．

CZ 法の計算のごとく推定分散の逆数で重みづけするのは，サンプルサイズの不均等を調整するための常套手段であるが，全症例での KM 曲線による中央値はすでに両群のサンプルサイズを反映しているので，さらに重みづけをする意義は小さいと思える．そこで，重みづけしない単純な正規検定法を用いてみる．

$S_0(t_m)-S_1(t_m)$ は近似的に分散 $se_0^2+se_1^2$ の正規分布に従うので，正規検定統計量

$$Z=\{S_0(t_m)-S_1(t_m)\}/\sqrt{se_0^2+se_1^2}$$

を計算すると，$Z=(0.631-0.454)/(0.079^2+0.045^2)^{1/2}=1.947 \quad (p=0.05155)$ と事実上同じ結果を得る．

この計算法を論文に書く際には，「中央値の差の検定は，全例での中央値における各群の KM 生存率が近似的に正規分布に従うことを利用し，各群の KM 推定分散を用いた正規検定によった」とすれば明確である．

8.2 中央値の検定

参考：センサーがないときの中央値の検定

　群 k の標本サイズを N_k，プールされた全体での中央値を M とし，群 k の要素のうち M より大きい要素の数を A_k とする．母集団中央値は等しいという帰無仮説のもとで近似的に，A_k は 2 項分布 $B(N_k, 1/2)$ に従うとすると，A_k の期待値は $N_k/2$，分散は $N_k/4$ となり，

$$X^2 = 4\sum_{k=1}^{K} \frac{(A_k - N_k/2)^2}{N_k}$$

は自由度 $K-1$ のカイ 2 乗分布に従う．

　これをセンサーがあるときに拡張すると，M は生存時間中央値，A_k は M より長生きした人数となる．しかし，センサーがあるので，長生きした人数 A_k は観察できない．観察できるのは，M での生存率 $S_k(M)$ である．それで，$(S_k(M)-1/2)$ を比較することになるが，$1/2$ は結果に影響しないので，省略して，$S_k(M)$ を比較したのが，本文での検定法である．

補　足

　生存時間解析は正規線形回帰モデルのようにサンプルサイズを固定した理論ではなく，サンプルサイズは十分大きいとした漸近理論なので t 検定ではなく正規検定を用いる．生存時間中央値の検定と称しているが，実際には全体の生存時間中央値での，両群の生存率の比較検定を行っている．その理由を上記「参考」に記した．各群の生存時間中央値は求まるが，それを検定に用いることができないことにも理由がある．センサー標本では直接観察される量はハザードで，ハザードには超幾何分布に基づく分散が付与される．$S(t)$ の値は死亡時点ごとにハザードの関数として計算され分散も付与される．しかし中央値 $t_M = S^{-1}(0.5)$ は一般にハザードの関数としての表現が困難なため，分散を計算することも困難である．したがって中央値の推定値 t_m を用いた群間差の検定も困難なゆえ，t_m における生存率の差の検定で代用している．

　文献で提案している方法をいくつか紹介したが，いずれも複雑な計算を要

し，その計算の正当性を証明するための漸近理論にも相当数のページを割いている．生物統計学の統計解析法は応用されて初めて価値があることを考えると，牛刀をもって鶏頭を切るような方法は実用的価値が小さい気がする．そこで，自然で単純で同等の検出力を有すると思われる解析法を提案した．その解析法は単純で証明不要なので論文化することは困難である．

　中央値の検定法を提唱している論文によれば，KM 曲線がクロスする場合には中央値の検定は必要ということなので，実際に必要な事例もあるのであろう．その場合は，中央値に限らず，実際上意味ある評価時点を複数設定し（例えば 25％点，中央値，75％点），必要ならば多重性の調整のための有意水準を設定するのも有効と思われる．異なる評価時点でも，ここで提案した単純な方法はそのまま適用できる．

付録：加算過程表現と残差

　部分尤度の正当性の数学的証明は部分尤度を counting process で表現しマーティンゲール中心極限定理を用いてなされることはよく知られている．応用に関する限り，その理論の詳細を知る必要はないので，ここでは残差 (residual) の定義に必要な用語の略式な解説にとどめる．

　共変量 z をもつ個体の死亡時間を示す確率変数を T，$\lambda(t|z)$ をハザード関数，$N(t)=I(T<t)$ は時間 t の直前まで生存しているならば $N(t)=0$，死亡しているならば $N(t)=1$ となる階段関数，C をセンサー時間，$Y(t)=I(T \geqq t, C \geqq t)$ を at risk 関数とし，

$$M(t)=N(t)-\int_0^t Y(u)\lambda(u|z)du \qquad (\text{A.1})$$

と定義する．確率変数 $N(t+\Delta t)-N(t)$ は 0 か 1 の値しかとらない．Δt が小さいとハザードの定義から近似的に，

$$\Pr\{N(t+\Delta t)-N(t)=1|\,Y(t)=1, N(t)=0, z\}=\lambda(t|z)\Delta t$$

となる．さらに，

$$\Pr\{N(t+\Delta t)-N(t)=1|\,Y(t)=0, N(t)=0, z\}=0$$
$$\Pr\{N(t+\Delta t)-N(t)=1|\,Y(t)=0, N(t)=1, z\}=0$$

$N(t)=1$ で $Y(t)=1$ という組み合わせはあり得ない．ここで，$N(t)$，$Y(t)$，$\lambda(t|z)$ の $t=0$ から t までの値の経過の履歴を $\mathcal{F}(t)$ で示すことにすると，上の 3 つの式は，以下の 1 つの式で書ける：

$$\Pr\{N(t+\Delta t)-N(t)=1|\mathcal{F}(t)\}=Y(t)\lambda(t|z)\Delta t \qquad (\text{A.2})$$

この条件付き確率は 2 項分布であるから，

$$E\{N(t+\Delta t)-N(t)|\mathcal{F}(t)\}=Y(t)\lambda(t|z)\Delta t$$

である．一方，近似的に

$$M(t+\Delta t)-M(t)=N(t+\Delta t)-N(t)-Y(t)\lambda(t|z)\Delta t$$

であるから，

$$E\{M(t+\Delta t)-M(t)|\mathcal{F}(t)\}=E\{N(t+\Delta t)-N(t)-Y(t)\lambda(t|z)\Delta t|\mathcal{F}(t)\}=0$$

$M(t)$ は $\mathcal{F}(t)$ が与えられれば定数なので，

$$E\{M(t+\Delta t)|\mathcal{F}(t)\}=M(t) \tag{A.3}$$

となる．すなわち，$M(t)$ はマーティンゲール (martingale) となる．直感的に表現するならば，確率過程 $N(t)$ の期待値過程が $Y(t)\lambda(t|z)$ で，誤差過程が $M(t)$ といえる．また式 (A.2) で $\lambda(t|z)\Delta t$ は極めて小さいので，近似的に

$$V\{N(t+\Delta t)-N(t)|\mathcal{F}(t)\}=Y(t)\lambda(t|z)\Delta t$$

となる．これより $M(t)$ の分散過程も近似的に

$$V\{M(t+\Delta t)-M(t)|\mathcal{F}(t)\}=Y(t)\lambda(t|z)\Delta t$$

となる．

　今までの議論は個体の加算過程についてであったが，集団全体の死亡数を加算する過程を定義する．各個体の共変量を z_i，ハザード関数を $\lambda(t|z_i)$，$Z=\{z_i\}$ と書く．

$$\begin{aligned}
N(t|Z)&=\sum N_i(t|z_i)\\
Y(t|Z)&=\sum Y_i(t|z_i)\\
\Lambda(t|Z)&=\int_0^t \sum Y_i(u)\lambda(u|z_i)du\\
M(t|Z)&=\sum M_i(t|z_i),
\end{aligned} \tag{A.4}$$

$\sum$ は $i=1,\cdots,n$ についての和，と定義する（Δt の Δ と区別するために，記号 Λ で累積ハザードを示している）．$N(t|Z)$ は t の直前までの死亡数を示す加算確率過程，$\Lambda(t|Z)$ は t までの累積ハザードを示す可予測過程 (predictable process)，そして

$$M(t|Z)=N(t|Z)-\Lambda(t|Z) \tag{A.5}$$

は観察死亡数と期待死亡数の差の累積を示すマーティンゲール確率過程となる．可予測過程は確率過程ではあるが，マーティンゲールでは定数的扱いをされる．

付録：加算過程表現と残差　　　　163

以下では，代表的な残差の紹介を行う．再び個体ごとの定義に戻る．

$$\Pr\{T \geqq t|z\} = \exp\{-\Lambda(t|z)\}$$

より

$$r(T, z) = \Lambda(T|z)$$

として定義される確率変数（死亡時点までの累積ハザード）は，

$$\Pr\{r(T, z) \geqq u\} = \exp(-u) \tag{A.6}$$

より，指数分布に従う．この考察に基づき T に観察死亡時間 t_i を代入した $r(t_i, z_i)$ は個体 i の Cox-Snell 残差と呼ばれる．しかし，実際にはセンサーがあり，ベースラインハザードの推定での誤差も蓄積されるので，どの程度までが許容される範囲なのか定かでない (Anderesen *et al.*, 1993; 7.3.4, 7.3.5).

一方，マーティンゲール残差 $M(t|Z)$（式 (A.5)）は時間 t ごとの残差と解釈される．したがって，xy 平面上に，$M(t)$ の値を縦軸，横軸に t をプロットして，$y = 0$ の水平線の上下にランダムに分布しているかどうかを調べる．この方法での許容範囲を決定するのも一般に困難である．

さて臨床試験のように，個体ごとにセンサー時間があらかじめ決まっている場合には期待死亡数および残差の定義に特別な考慮が必要である．個体のあらかじめ決められたセンサー時間を C，死亡時間を T，ハザード関数を $\lambda(t)$，$\delta = I(T < C)$ は死亡ならば 1，センサーならば 0 を示す確率変数，

$$\Lambda(T|C) = \int_0^{T \wedge C} \lambda(u)\,du \tag{A.7}$$

とすると，

$$E(\delta|C) = \Pr\{\delta = 1|C\} = \Pr\{T < C\} = 1 - S(C)$$
$$E\{\Lambda(T \wedge C)\} = E(\delta|C) \tag{A.8}$$

が成立する．上の等式は自明であるが，下の式 (A.8) には意味がある．期待死亡数 $E(\delta|C)$ の不偏推定値は死亡者については死亡時間までの累積ハザード，センサー例についてはセンサーまでの累積ハザードであることを示している．(A.8) は

$$E\{\Lambda(T \wedge C)\} = \int_0^C \Lambda(t)f(t)\,dt + \int_C^\infty \Lambda(c)f(t)\,dt$$

に $f(t) = \lambda(t)\exp\{-\Lambda(t)\}$ を代入し，変数変換 $x(t) = \Lambda(t)$，$dx(t) = \lambda(t)dt$ を行えば得られる．ある種の記述統計では，死亡例についても予定されたセン

サー時間までの累積ハザードを期待死亡数として用いているが，それは偏った結果を導く．$\Lambda(T \wedge C)$ の部分集団での和

$$\sum_i \Lambda(t_i \wedge C_i)$$

と実際の死亡数との違いから，適合の悪い部分集団を発見することは可能だが，記述統計の範囲に留まる．

　このように残差の定義もいくつかなされているが，比例ハザードモデルがベースラインハザードを任意としたモデルであること，センサー例を許容することから，残差の確率分布を特定することが困難なため，記述統計以上の有効利用は困難である．残差，重相関，外れ値等の検証ツールが豊富な線形重回帰モデルとは大きく事情が異なる．元来 Cox 解析法はベースラインの分布関数を気にしないで，回帰係数の推定を行えることが最大のメリットであるので，得られた回帰係数の推定値の妥当性を検証できれば充分という考え方もある．それには log-log プロット，推定対数ハザードを用いたプロットが有効である．

練習問題解答

1章

1.1 $\dfrac{9}{10}\dfrac{8}{9}\dfrac{7}{8}\dfrac{1}{7}=\dfrac{1}{10}$

1.2 $\dfrac{1}{10000}$

1.3 $\lambda(n+k-1,\,n+k)\{1-\lambda(n+k-2,\,n+k-1)\}\cdots\{1-\lambda(n,\,n+1)\}$

1.4 退学が無作為に起きることは考えがたいので，退学生と卒業生との入学時の成績が同程度であることは必要条件であろう．これは確認可能である．

1.5 $S(t)=\exp(-\lambda t)$. $h(t)=\dfrac{f(t)}{S(t)}=\lambda$. $V(T)=E(T^2)-E(T)^2=\dfrac{1}{\lambda^2}$.

1.6 $1-\exp(-2\lambda)=0.5$ を解いて，$\lambda=0.345$.

1.7 $\Pr\{U<u\}=\Pr\{\exp(-\lambda T)<u\}=\Pr\{T>-\lambda^{-1}\log u\}=S(-\lambda^{-1}\log u)=u$. したがって $(0,1)$ の一様乱数．

1.8 $T=-\log(unif)/\lambda$ とする（ただし $unif$ は $(0,1)$ の一様乱数）．1.8 と同様にして，$\Pr\{T>t\}=\exp(-\lambda t)$ を得る．

1.9 $S=T_1+\cdots+T_n$ と書く．
$L=\lambda^n\exp\{-\lambda(T_1+\cdots+T_n)\}$ より対数尤度は $l=n\log\lambda-\lambda S$. $\partial l/\partial\lambda=n/\lambda-S=0$ より $\hat\lambda=n/S$. $I=-\partial^2 l/\partial\lambda^2=n/\lambda^2$. υ の最尤推定値は最尤推定値の性質より，$\hat\upsilon=S/n$.

1.10 $\partial l/\partial\lambda=n/\lambda-S$ より，スコアー検定統計量は

$$Z_0=\left(\frac{n}{\lambda_0}-S\right)I^{-1/2}=\left(\frac{n}{\lambda_0}-S\right)\frac{\lambda_0}{\sqrt{n}}=\sqrt{n}\left\{1-\left(\frac{S\lambda_0}{n}\right)\right\}$$

一方漸近的に $\hat\lambda\sim N(\lambda,\,I^{-1})$ なので Wald 検定統計量は

$$Z=(\hat\lambda-\lambda_0)I^{1/2}=\sqrt{n}\left(\frac{n}{S\lambda_0}-1\right)$$

Z_0 と Z はともに H_0 が真のときに近似的に標準正規分布に従う．括弧内の統計量が互いに逆数．

1.11 問題 1.5 より $E(S)=n/\lambda$, $V(S)=n/\lambda^2$ なので，$Z=(S-n/\lambda)/(\sqrt{n}/\lambda)$

$=\sqrt{n}\{(S\lambda/n)-1\}$ は漸近的に $N(0,1)$ に従う．したがって，H_0 のもとで $Z=\sqrt{n}\{(S\lambda_0/n)-1\}$ が漸近的に $N(0,1)$ に従うことを用いて検定を行う．スコアー検定統計量に一致する．

1.12 独立で同一の指数分布に従う確率変数の和なので，自由度 n のガンマ分布 $p(x)=\lambda^n x^{n-1}\exp(-\lambda x)/(n-1)!$ に従う．

1.13 $\Pr\{Y>y\}=\Pr\left\{T_1>\dfrac{y}{n},\cdots,T_n>\dfrac{y}{n}\right\}=S\left(\dfrac{y}{n}\right)^n=\left[1-\left\{\dfrac{\lambda y+no(1/n)}{n}\right\}\right]^n \to$
$\left[1-\dfrac{\lambda y}{n}\right]^n \to \exp(-\lambda y)$.

2章

2.1 t までの死亡数を D_t とし，そこまでセンサー例がないとする．$\hat{S}(t)=(n-D_t)/n$ であるから，

$$SE(t)^2=\left\{\frac{n-D_t}{n}\right\}^2\sum_i\frac{d_i}{n_i(n_i-d_i)}$$

$$=\left\{\frac{n-D_t}{n}\right\}^2\sum_i\left(\frac{1}{n_i-d_i}-\frac{1}{n_i}\right)$$

$$=\frac{\left\{\dfrac{n-D_t}{n}\right\}^2 D_t}{\{n(n-D_t)\}}$$

$$=\frac{\hat{S}(t)\{1-\hat{S}(t)\}}{n}$$

2.2 $g'(x)=-1/(1-x)$ より漸近分散は $\sigma^2/(1-\mu)^2$.

2.3 $V\{\log(1-\lambda_j)\}=\dfrac{1}{n_j(1-\lambda_j)}$ より，$V\{\log\hat{S}(t)\}=\displaystyle\sum_{t_j<t}\frac{\lambda_j}{n_j(1-\lambda_j)}$

2.4 $V\{\hat{S}(t)\}=\hat{S}(t)^2\displaystyle\sum_{t_j<t}\frac{d_j}{n_j(n_j-d_j)}$. これは式 (2.2) である．

2.6 $\log\{-x\}$ の微分は $1/x$ より，$V[\log\{-\log\hat{S}(t)\}]=\{\log S(t)\}^{-2}V\{\log\hat{S}(t)\}$

2.7 略

2.8 $E_j(\theta)-E_j=\dfrac{D_+\theta N_j}{\theta N_j+N_+-N_j}-\dfrac{D_+N_j}{N_+}$

$$=\frac{D_+N_j\{N_+\theta-(\theta N_j+N_+-N_j)\}}{N_+(\theta N_j+N_+-N_j)}$$

練習問題解答 167

分子 $= D_+ N_j(N_+ - N_j)(\theta - 1) < 0$

3章

3.1

（1） 1発目は $(2/10)/(1/10) = 2$

（2） 2発目は $(2/9)/(1/9) = 2$, $\cdots$ 常に 2.

（3） 2は時間に依存しない定数なので比例ハザードモデルに従っている. 対数ハザードは $\log 2$.

（4） 弾倉が1000ある拳銃を2丁用意し, 一方には100発, 他方には135発の弾丸を詰めればよい. 実は弾倉の数は135以上あればいくつでもよい. 多いほどベースラインの確率が低くなるが, ハザード比は変わらない.

（5） $\exp(-0.3) = 1/1.35$. したがってハザードを $1/1.35$ に減じる効果. これはロシアンルーレットで135発の弾丸を100発にする効果と同じ.

（6） 近似的に $\exp(0) = 1$, $\exp(3) = 20$, $\exp(5) = 148$. したがって, 弾倉が1000ある拳銃を3丁用意し, それぞれに1, 20, 148の弾丸を込めればよい.

3.2

$f(\boldsymbol{\beta}) = \sum_{j \in R_i} \exp(\boldsymbol{\beta}^{\mathrm{T}} \boldsymbol{z}_j)$ とおき, $l(\boldsymbol{\beta}) = \sum_i \{\boldsymbol{\beta}^{\mathrm{T}} \boldsymbol{z}_{(i)} - \log f(\boldsymbol{\beta})\}$ を β_k で偏微分すればよい.

$$\boldsymbol{\beta}^{\mathrm{T}} \boldsymbol{z} = \beta_1 z_1 + \cdots + \beta_m z_m, \quad \partial \log f(\boldsymbol{\beta})/\partial \beta_k = \{\partial f(\boldsymbol{\beta})/\partial \beta_k\}/f(\boldsymbol{\beta}) \text{ より}$$

$$\partial l(\boldsymbol{\beta})/\partial \beta_k = \sum_i \left\{ z_{(i)k} - \sum_{j \in R_i} z_{jk} \exp(\boldsymbol{\beta}^{\mathrm{T}} \boldsymbol{z}_j)/f(\boldsymbol{\beta}) \right\} \text{ を得る.}$$

3.3

$w_j = \exp(\boldsymbol{\beta}^{\mathrm{T}} \boldsymbol{z}_{ij}) = 1$, $W = \sum_j w_j = n_i$ より $q_i = 1 - \dfrac{d_i}{n_i}$.

3.4

$\lambda_0(t) \exp\{\gamma(z - c)\} = \lambda_0(t) \exp(\gamma z) \exp(-\gamma c) = \lambda_0^*(t) \exp(\gamma z)$, ただし $\lambda_0^*(t) = \lambda_0(t) \exp(-\gamma c)$. c はベースラインハザードを定数倍して $\lambda_0^*(t)$ に変換する効果をもつが, z の回帰係数への影響はない. したがって回帰係数 γ の推定値は $\hat{\beta}$ となる. これは z が時間依存でも成り立つ. 一方 z/c を用いると,

$$\lambda_0(t) \exp\{\gamma(z/c)\} = \lambda_0(t) \exp\{(\gamma/c)z\}$$

係数 (γ/c) の推定値が $\hat{\beta}$ になるので, γ の推定値は $c\hat{\beta}$ となる. 一方, 相対リ

スクは $r(z/c)=c\hat{\beta}(z/c)=\hat{\beta}z$ なので，z の相対リスクの推定は不変である．

3.5 尤度比検定を用いるのが容易．z_1, z_2, z_3 を含んだ Cox モデルの尤度と z_1 のみを用いた Cox モデルでの尤度の差の2倍 $2\{l(z_1, z_2, z_3)-l(z_1)\}$ が帰無仮説「H_0：z_2 と z_3 の効果はない」のもとで，自由度2の χ^2 分布に従うことを用いる．

3.6

（1） $z=a$ と $z=c$ のハザードはそれぞれ $(A=1, B=0)$ と $(A=0, B=0)$ をモデル式に代入して，$\lambda_0(t)\exp(\beta_a0+\beta_b0)$, $\lambda_0(t)\exp(\beta_a1+\beta_b0)$ となる．したがって，$z=c$ に対する $z=a$ の相対危険度は

$$r\left(\frac{a}{c}\right)=\lambda_0(t)\frac{\exp(\beta_a1+\beta_b0)}{\lambda_0(t)\exp(\beta_a0+\beta_b0)}=\exp(\beta_a)$$

したがって $\beta_a=0$ の検定をすればよい．

（2） 同様に $\beta_b=0$ の検定をすればよい．

（3） $\beta_a=\beta_b=0$ の検定をすればよい（この場合は尤度比検定の計算が容易）．

（4） $r\left(\dfrac{a}{b}\right)=\lambda_0(t)\dfrac{\exp(\beta_a1+\beta_b0)}{\lambda_0(t)\exp(\beta_a0+\beta_b1)}=\exp(\beta_a-\beta_b)$

したがって $\beta_a=\beta_b$ を検定すればよい．しかしこの出力は通常なされないので実際上は困難．そこで，あらたに $C=I(z=c)$ を定義し Cox モデル $\lambda(t|z)=\lambda_0(t)\exp(\beta_aA+\beta_cC)$ を用いて，$\beta_a=0$ の検定をするのが簡潔である．

3.7 Cox モデル $\lambda(t|z)=\lambda_0(t)\exp(\beta_aA+\beta_bB+\beta_xx)$ を用いて，上と同様にすればよい．

4 章

4.1 ログランク検定は本来比例ハザードモデルに従うエンドポイントに用いるべきものである．この検定が意味をなすには以下の条件が必要である．

1) 途中脱落までの時間 T の分布の群間での違いが近似的に比例ハザードモデルに従う．

2) T に影響を与える共変量はない．

3) 充分な検出力がある.

常識に照らしてみて，実際にこれらの条件を確認することは困難である．まず途中脱落の原因を調査し，主な原因を共変量として用いる必要がある．したがって，患者ごとにその原因の有無を調べねばならない．その論文にはこれに関する何らの情報もないことを考えると，脱落までの時間に統計モデルを仮定すること自体が困難である．仮に，一方に脱落が多かったとすれば検定結果は有意になるであろう．しかし，その原因がエンドポイントに影響を与えないものならば，脱落は無情報センサリングとして無視してよいものである．一方結果が有意でなかったとすると，何の証拠も与えない．したがって，この検定結果がどうであろうと，それはエンドポイントの比較に何らかの意味ある情報を与えるものではない．無意味な検定である．

4.2 観察期間 (定数) を t_{max} と書く．単純な Cox モデルは次式となる.

$$\lambda(t|A, S, G) = \lambda_0(t)\exp[\beta_a A + \beta_s S + \beta_g G + \beta_y Y\{\log(t_{max}) - \log(t)\}]$$

4.3 $3x - 2\langle x-1 \rangle - \langle x-3 \rangle$

4.4

X	0	1	2	3	4+
Y	0.2	0.7	0.8	0.6	0.4

結果をみると，0 と 1 とには大きな差があるものの，1 と 2 では差は小さい．3 になると逆に減少し，4+ では 1 以下という意外な結果であった．常識に照らして正しいと思われる線形モデル (学習時間に比例して成績も上がる) を用いる誤りを示唆する．

4.5 $t = 1, 4, 11$ における対数相対危険度はそれぞれ，$-0.25\mathrm{AGE}, 0,$ $0.1\mathrm{AGE}$．これは $t = 4$ の危険度を 1 としたときの対数相対危険度．これから $t = 0$ のときの対数危険度を引いた $0, 0.25\mathrm{AGE}, 0.35\mathrm{AGE}$ が $t = 0$ を規準としたときの対数相対危険度．1.4 を引かずに定義して得られる相対危険度も同じであるから，回帰係数は同じく $\beta = 0.18$ となる.

5章

5.1 人の場合には治療効果以上に強い共変量が多くあるのが原因．そこで，例えば，運動選手の筋肉増強剤の効果を試す実験を考える．筋肉増強剤を飲ませたマウスと飲まさないマウスをそれぞれ 100 匹ずつ競争させて，完走時

間を比較することにより効果を確かめる実験は可能. しかし人の場合では, たとえ性別年齢で層別したとしても, 陸上選手レベルから半病人程度の者までいるので, 筋肉増強剤の威力などももともとの力の差の陰に隠れてしまい, その効果を見いだすことは困難である.

5.2 プロ野球やオリンピックでは選手間の能力の差は紙一重, いいかえるとマウス同様に標本(競う選手)が均一とみなせるため.

5.3

（１） $\sigma^2 = E(x^2) - E(x)^2$ より $g(x) = x^2 - \sigma^2$

（２） $g(\beta, x) = \beta x$

（３） $E\{\exp(x)\} = \exp\left(z + \dfrac{\sigma^2}{2}\right)$ より $g(x) = \exp\left(x - \dfrac{\sigma^2}{2}\right)$

（４） $E\{\exp(\beta x)\} = \exp(\beta z + \xi), \ \xi = \dfrac{\beta^2 \sigma^2}{2}$

（５） $E\{S(\beta, x)\} = S(\beta, z)\exp(\xi)$ よって, $g(\beta, x) = S(\beta, x)\exp(-\xi)$

（６） $E\{x\exp(\beta x)\} = (z + \beta\sigma^2)\exp(\beta z + \xi)$ より, $g(\beta, x) = (x - \beta\sigma^2)\exp(\beta x - \xi)$

（７） 省略

5.4

（１） $\Lambda = E(XX^{\mathrm{T}}) - ZZ^{\mathrm{T}}$ より $g(X) = XX^{\mathrm{T}} - \Lambda$

（２） $g(\boldsymbol{\beta}, X) = \boldsymbol{\beta}^{\mathrm{T}} X$

（３） $g(\boldsymbol{\beta}, X) = \exp(\boldsymbol{\beta}^{\mathrm{T}} X - \xi), \ \xi = \dfrac{\boldsymbol{\beta}^{\mathrm{T}} \Lambda \boldsymbol{\beta}}{2}$

（４）～（７） **5.3** と同様につき省略

6章

6.1 右辺第1項は不変なので第2項を変換する.

各 i ごとに積分範囲が同じならば $\sum$ と $\int$ は一般に交換可能なので, ダミー変数 I を導入する.

$$\sum_{i=1}^{n} \int_0^{t_i} \lambda(t|\boldsymbol{z}_i)dt = \sum_{i=1}^{n} \int_0^{\infty} I(t < t_i)\lambda(t|\boldsymbol{z}_i)dt = \int_0^{\infty} \sum_{i=1}^{n} I(t < t_i)\lambda(t|\boldsymbol{z}_i)dt$$

6.2 周辺尤度 $L(\boldsymbol{r}|\boldsymbol{\beta})$ の最も内側の, 変数 $dt_{(n)}$ に関する積分

$$I_n = \int_{t_{(n-1)}}^{\infty} \lambda_0(t_{(n)}) \exp(\boldsymbol{\beta z}_{(n)}) \exp\left\{ -\exp(\boldsymbol{\beta z}_{(n)}) \int_0^{t_{(n)}} \lambda_0(u)\,du \right\} dt_{(n)}$$

を考える．$w_i = \exp(\boldsymbol{\beta z}_{(i)})$ とおき，変数 $t_{(n)}$ から y への変数変換

$$y = \int_0^{t_{(n)}} \lambda_0(u)\,du, \quad dy = \lambda_0(t_{(n)})\,dt_{(n)}$$

を施すと，

$$I_n = \int_a^{\infty} w_n \exp(-w_n y)\,dy$$

ただし，

$$a = \int_0^{t_{(n-1)}} \lambda_0(u)\,du$$

したがって，

$$I_n = \{ -\exp(-w_n y) \}_a^{\infty} = \exp(-w_n a) = \exp\left\{ -w_n \int_0^{t_{(n-1)}} \lambda_0(u)\,du \right\}$$

次に，2 番目に内側の，変数 $dt_{(n-1)}$ に関する積分

$$I_{n-1} = \int_{t_{(n-2)}}^{\infty} \lambda_0(t_{(n-1)}) w_{n-1} \exp\left\{ -w_{n-1} \int_0^{t_{(n-1)}} \lambda_0(u)\,du \right\} I_n\,dt_{(n-1)}$$

$$= \int_{t_{(n-2)}}^{\infty} \lambda_0(t_{(n-1)}) w_{n-1} \exp\left\{ -(w_{n-1} + w_n) \int_0^{t_{(n-1)}} \lambda_0(u)\,du \right\} dt_{(n-1)}$$

変数 $t_{(n-1)}$ から y への変数変換

$$y = \int_0^{t_{(n-1)}} \lambda_0(u)\,du$$

を施すと，

$$I_{n-1} = \int_a^{\infty} w_{n-1} \exp\{ -(w_{n-1} + w_n)y \}\,dy$$

ただし

$$a = \int_0^{t_{(n-2)}} \lambda_0(u)\,du$$

したがって，

$$I_{n-1} = \left(\frac{w_n}{w_{n-1} + w_n} \right) [-\exp\{ -(w_{n-1} + w_n)y \}]_a^{\infty}$$

$$= \left(\frac{w_n}{w_{n-1} + w_n} \right) \exp\{ -(w_{n-1} + w_n)a \}$$

$$= \left(\frac{w_n}{w_{n-1} + w_n} \right) \exp\left\{ -(w_{n-1} + w_n) \int_0^{t_{(n-2)}} \lambda_0(u)\,du \right\}$$

以下同様にして順次積分することにより，部分尤度

$$L(\boldsymbol{r}|\boldsymbol{\beta})=\sum_{i=1}^{n}w_i\Big/\prod_{i=1}^{n}\sum_{l\in R(i)}w_l$$

$$=\exp\Big(\boldsymbol{\beta}\sum_{i=1}^{n}\boldsymbol{z}_i\Big)\Big/\prod_{i=1}^{n}\sum_{l\in R(i)}\exp(\boldsymbol{\beta}\boldsymbol{z}_l)$$

を得る．

6.3 式 (6.10) を式 (6.9) に代入して，

$$l=\sum_{i=1}^{k}\Big[d_i\Big\{\log d_i-\log(t_{(i)}-t_{(i-1)})-\log\sum_{l\in R(i)}\exp(\boldsymbol{\beta}\boldsymbol{z}_l)\Big\}+\boldsymbol{\beta}S_i-d_i\Big]$$

β を含む項をとり出せば，

$$l=\sum_{i=1}^{k}\Big\{-d_i\log\sum_{l\in R(i)}\exp(\boldsymbol{\beta}\boldsymbol{z}_l)+\boldsymbol{\beta}S_i\Big\}$$

したがって，尤度 $\exp(l)$ は式 (6.11) となる．

7章

7.1 $\pi=1/(1+\theta)$, $d\pi/d\theta=-(1+\theta)^{-2}$, $\mathrm{Var}(\hat{\pi})=\mathrm{Var}(\hat{\theta})(1+\hat{\theta})^{-4}$.

7.2 $r(\varDelta)=f'(3)-\{f(3+\varDelta)-f(3)\}/\varDelta$ とおくと $f(3+\varDelta)=f(3)+f'(3)\varDelta-r(\varDelta)\varDelta$ と書ける．微分可能から，$\varDelta\to0$ のとき $r(\varDelta)\to0$. $\varepsilon(\varDelta)=r(\varDelta)\varDelta$ と書くと，$\varepsilon(\varDelta)=o(\varDelta)$ である．

7.3 $h(\varDelta)/\varDelta=f(\varDelta)/\varDelta+g(\varDelta)/\varDelta\to0$ なので，$h(\varDelta)=o(\varDelta)$ である．

反例を示す．$f(\varDelta)=\varDelta$, $g(\varDelta)=\varDelta^2$ とすると，$h(\varDelta)=1$ となるので，成立しない．

7.4 $(A\cup B)^c=A^c\cap B^c$ を証明する．
$a\in(A\cup B)^c$ ↔ $a\notin(A\cup B)$ ↔ A と B のどちらにも属さないので $a\notin A$ かつ $a\notin B$ ↔ $a\in A^c$ かつ $a\in B^c$ ↔ $a\in A^c\cap B^c$. $(A\cap B)^c=A^c\cup B$ も同様に証明される．

7.5 $A\cup B=A\cup(A^c\cap B)$ を示す．B の要素は A に属するか属さないかのどちらかであるから，$B=(A\cap B)\cup(A^c\cap B)$. したがって，$A\cup B=A\cup(A\cap B)\cup(A^c\cap B)$. ここで $A\supset(A\cap B)$ なので $A\cup(A\cap B)=A$ となる．これより，$A\cup B=A\cup(A^c\cap B)$. 右辺の 2 つの集合は互いに排反なので，$P(A\cup B)=P(A\cup(A^c\cap B))=P(A)+P(A^c\cap B)$.

練習問題解答　　　　173

7.6　t に at risk にある個体を考える．十分短い区間 $(t, t+\Delta)$ に Type-j イベントが発生する確率は 7.4 節での議論から，

$$\Pr(t \leq T < t+\Delta, J=j \mid T \geq t) = \lambda_j(t)\Delta + o(\Delta), \quad j=1, \cdots, m \qquad (7.19)$$

2 つのタイプが同時に発生することはないので，m 個の事象は互いに排反である．したがって，$(t, t+\Delta)$ にどれかのイベントが発生する確率は各イベントの発生する確率の和となるので，

$$\Pr(t \leq T < t+\Delta \mid T \geq t) = \sum_{j=1}^{m} \Pr(t \leq T < t+\Delta, J=j \mid T \geq t)$$

(7.19) を代入して，

$$\Pr(t \leq T < t+\Delta \mid T \geq t) = \sum_{j=1}^{m} \lambda_j(t)\Delta + o(\Delta)$$

$o(\Delta)$ を m 個加えても $o(\Delta)$ なので，1 つにまとめた．両辺に $1/\Delta$ をかけて

$$\Pr(t \leq T < t+\Delta \mid T \geq t)/\Delta = \sum_{j=1}^{m} \lambda_j(t) + o(\Delta)/\Delta$$

$\Delta \to 0$ とすることにより，$\lambda(t) = \lambda_1(t) + \cdots + \lambda_m(t)$ となる．

文　　献

1) Aalen, O. O. Nonparametric inference for a family of counting processes. *Ann. Stat.*, **6**, 701-726 (1978).

2) Adock, R. J. Note on the method of least squares, *Analyst*, **4**, 183-184 (1877).

3) Akaike, H. Information theory and an extension of the maximum likelihood principle. Proc. 2nd Int. Symp. Inform. Th. Contr., Petrov, E. B. N. and Csaki, F. (eds.), Butapest, Akademia Kiado, 267-281 (1973).

4) Akazawa, K. Measures of explained variation for a regression model used in survival analysis. *Journal of Medical Systems*, **21**, 229-238 (1997).

5) Akazawa, K., Nakamura, T., Moriguchi, S., Shimada, M. and Nose, Y. Simulation program for estimating statistical power of Cox's proportional hazards model assuming no specific distribution for the survival time. *Computer Methods and Programs in Biomedicine*, **35**, 203-212 (1991).

6) Akazawa, K., Nakamura, T. and Palesch, Y. Power of logrank test and Cox regression model in clinical trials with heterogeneous samples. *Stat. Med.*, **16**, 583-597 (1997).

7) Altman, D. G. Comparability of randomized groups. *The Statistician*, **34**, 125-136 (1985).

8) Altman, D. G. and Andersen, P. K. A note on the uncertainty of a survival probability estimated from Cox's regression model. *Biometrika*, **73**, 722-724 (1986).

9) Altman, D. G. and Andersen, P. K. Bootstrap investigation of the stability of a Cox regression model. *Stat. Med.*, **8**, 771-783 (1989).

10) Andersen, P. K. and Gill, R. D. Cox's regression model for counting processes : A large sample study. *Ann. Stat.*, **10**, 1100-1120 (1982).

11) Andersen, P. K., Borgan, O., Gill, R. D. and Keiding, N. *Statistical Models Based on Counting Processes*, Springer, New York (1993).

12) Andersen,P.K. and Geskus, R. B. Competing risks in epidemiology: Possibilities and pitfalls. *Int. J. Epidemiol.*, **41**, 861-870 (2012).

13) Baker, G. S., Nakamura, T. and Hoel, D. G. Comparison of two models of cancer risk estimation: A statistical analysis. *Eur. J. Oncol.*, **11**, 165-176 (2006).

14) Breslow, N. E. Covariance analysis of censored survival data. *Biometrics*, **30**, 89-99 (1974).

15) Breslow, N. E., Clinical trials, *Encyclopedia of Statistical Sciences*, **2**, Kotz, S. and Johnson, N. L. (eds.), Wiley, New York, 13-21 (1982).

16) Breslow, N. E., Lubin, J. H., Marek, P. and Langholz, B. Multiplicative model and cohort analysis. *J. Amer. Stat. Assoc.*, **78**, 1-12 (1983).

17) Breslow, N. E. Statistics in epidemiology. *J. Amer. Stat. Assoc.*, **91**, 14-28 (1996).

18) Brookmeyer, R. and Crowley, J. A confidence interval for the medeian survival time, *Biometrics*, **38**, 29-41 (1982).

19) Brookmeyer, R. and Crowley, J. A k-sample median test for censored data. *J. Am. Stat.*

文　　献　　175

Assoc., **77** (378), 433-440 (1982).

20) Brown, P. J. Variable selection. *Encyclopedia of Biostatistics*, **6**, Armitage, P. and Colton, T. (eds.), Wiley, New York, 4707-4712 (1998).

21) Burmaster, D. E. and Willson, J. C. Risk asessment for environmental chemicals. *Encyclopedia of Biostatistics*, **5**, Armitage, P. and Colton, T. (eds.), Wiley, New York, 3842-3853 (1998).

22) Byar, D. Identification of prognostic factors. *Cancer Clinical Trials-Methods and Practice, Buyse*, M. E., Staquet, M. J. and Sylvester, R. J. (eds.), Oxford University Press, Oxford, 423-443 (1984).

23) Byar, D. P. and Gail, M. H. Workshop on errors-in-variables, 1987. *Stat. Med.*, **8**, 1027-1181 (1989).

24) Carroll, R. J., Gaik, M. H. and Lubin, J. H. Case-control studies with errors in covariates. *J. Amer. Stat. Assoc.*, **88**, 185-199 (1993).

25) Carroll, R. J., Ruppert, D. and Stefanski, L. A. *Measurement Error in Nonlinear Models*, Chapman & Hall, London (1995).

26) Chastang, C., Byar, D. and Piantadosi, S. A quantitative study on the bias in estimating the treatment effect caused by omitting a balanced covariate in survival models, *Stat. Med.*, **7**, 1243-1255 (1988).

27) Chen, Z., Akazawa, K. and Nakamura T. Estimating the case fatality rate using a constant cure-death hazard ratio. *Lifetime Data Anal.*, **15**, 316-329 (2009).

28) Chen, Z. and Nakamura, T. Statistical evidence for the usefulness of Chinese medicine in the treatment of SARS. *Phytotherapy Research*. **18**, 592-594 (2004).

29) Chen, Z. and Zhang, G. Comparing survival curves based on medians. *BMC Medical Research Methodology*, **16**, 33 (2016).

30) Collett, D. Sample size determination for clinical trials. *Encyclopedia of Biostatistics*, **5**, Armitage, P. and Colton, T. (eds.), Wiley, New York, 3903-3914 (1998).

31) Cox, D. R. Regression models and life tables (with discussion), *J. Roy. Stat. Soc. B*, **34**, 187-220 (1972).

32) Cox, D. R. Partial likelihood. *Biometrika*, **62**, 269-276 (1975).

33) Cox, D. R. and Oakes, D. *Analysis of Survival Data*, Chapman & Hall, London (1984).

34) Cox L. A. Does diesel exhaust cause human lung cancer? *Risk Analysis*, **17**, 807-829 (1997).

35) Crowley, J. J. and Storer, B. E. Comment on 'A reanalysis of the Stanford heart transplant data', by Aitkin, M., Laird, N. and Francis, B. *J. Amer. Stat. Assoc.*, **78**, 277-281 (1983).

36) Efron, B. The efficiency of Cox's likelihood function for censored data. *J. Amer. Stat. Assoc.*, **72**, 557-565 (1977).

37) Fahrmeir, L. Discrete survival time models. *Encyclopedia of Biostatistics*, **2**, Armitage, P. and Colton, T. (eds.), Wiley, New York, 1163-1167 (1998).

38) Fine, J. P. and Gray, R. J. A proportional hazards model for the subdistribution of a competing risk. *J. Amer. Statist. Assoc.*, **94**, 496-509 (1999).

39) Freedman, L. S. Tables of the number of patients required in clinical trials using the

logrank test, *Stat. Med.*, **1**, 121-130 (1982).

40) Fuller, W. A. *Measurement Error Models*, Wiley, New York (1987).

41) Gail, M. H. Adjusting for covariates that have the same distribution in exposed and unexposed cohorts. *Modern Statistical Methods in Chronic Disease Epidemiology*, Moolgavkar, S. H. and Prentice, R. L. (eds.). 1-18 (1986).

42) Gail, M. H., Wieand, S. and Piantadosi, S. Biased estimates of treatment effect in randomized experiments with nonlinear regression and omitted covariates. *Biometrika*, **71**, 431-444 (1984).

43) Gail, M. H., Tan, W. Y. and Piantadosi, S. Tests for no treatment effect in randomized clinical trials. *Biometrika*, **75**, 57-64 (1988).

44) Gehan, E. A. and Lemak, N. A. *Statistics in Medical Research : Developments in Clinical Trials*, Plenum, New York & London (1994).

45) Geary, R. C. The frequency distribution of the quotient of two normal variables. *J. Roy. Stat. Soc.*, **93**, 442 (1930).

46) Gimenz, P. and Bolfarine, H. Corrected score function in classical errors-in-variables and incidental parameter models. *Austral. J. Stat.*, **39**, 325-334 (1997).

47) Grambsch, P. M., Fleming, T. R. and Therneau, T. M. Residuals for survival analysis. *Encyclopedia of Biostatistics*, **5**, Armitage, P. and Colton, T. (eds.), Wiley, New York, 3813-3819 (1998).

48) Guilbaud, O. Exact Kolmogorov-type tests for left-truncated and/or right censored data. *J. Amer. Stat. Assoc.*, **83**, 213-221 (1988).

49) Hanfelt, J. J. and Liang, K. Y. Approximate likelihoods for generalized linear errors-in-variables models. *J. Roy. Stat. Soc. B*, **59**, 627-637 (1997).

50) Harrington, D. Linear rank tests in survival analysis. *Encyclopedia of Biostatistics*, **3**, Armitage, P. and Colton, T. (eds.), Wiley, New York, 2263-2273 (1998).

51) Heidenreich, W. F., Brugmans, M. J., Little, M. P., Leenhouts, H. P., Paretzke, H. G., Morin, M. and Lafuma, J. Analysis of lung tumour riskin radon-exposed rats: An intercomparison of multi-step modelling. *Radiation & Environmental Biophsiscs*, **39**, 253-264 (2006a).

52) Heidenreich, W. F., Carnes, B. A. and Paretzke, H. G. Lung cancer risk in mice: Analysis of fractionation effects and Neutron RBE with biologically motivated model. *Radiation Research*, **166**, 794-801 (2006b).

53) Hornsby, C., Page, K. M. and Tomlinson, I. P. M. What can we learn from the population incidence of cancer? Armitage and Doll revisited. *Lancet Oncol*, **8**, 1030-1038 (2007).

54) James, I. Accelerated failure-time model. *Encyclopedia of Biostatistics*, **1**, Armitage, P. and Colton, T. (eds.), Wiley, New York, 26-30 (1998).

55) Johansen, S. An Extension of Cox's regression model. *International Statistical Review*, **51**, 258-262 (1983).

56) Kalbfleisch, J. D. and Prentice, R. L. *The Statistical Analysis of Failure Time Data*, Wiley, New York (1980).

57) Kalbfleisch, J. D. and Prentice, R. L. Marginal likelihoods based on Cox's regression and life model. *Biometrika*, **60**, 267-278 (1973).

58) Kaplan, E. L. and Meier, P. Nonparametric estimation from incomplete observation. *J. Amer. Stat. Assoc.*, **53**, 457-481 (1958).

59) Keiding, N. Historical controls in survival analysis. *Encyclopedia of Biostatistics*, **3**, Armitage, P. and Colton, T. (eds.), Wiley, New York, 1927-1931 (1998).

60) Kendall, M. G. and Stuart, A. *The Advanced Theory of Statistics*, **1**, Griffin London (1977).

61) Kinukawa, N., Nakamura, T., Akazawa, K. and Nose, Y. The impact of covariate imbalance on the size of the log-rank test in randomized clinical trials *Stat. Med.*, **19**, 1955-1967 (2000).

62) Kociba, R. J., Keys, D. G., Beyer, J., *et al.* Results of a two year chronic toxicity and oncogenecity study of 2,3,7,8-tetrachlorodibenzo-p-dioxin. *Toxicology and Applied Pharmacology*, **46**, 279-303 (1978).

63) Kong, F. and Huang, W. Estimating survival curves under proportinal hazards model with covariate measurement error. *Scandinavian J. Stat.*, **25**, 573-587 (1998).

64) Kopp-Schneider, C. J., Portier, C. and Sherman, C. D. The exact formula for tumor incidence in the two-stage model. *Risk Analysis*, **14**, 1079-1080 (1994).

65) Lagakos, S. W. The graphical evaluation of explanatory variables in proportional hazards regression models, *Biometrika*, **68**, 93-98 (1981).

66) Lagakos, S. W. The loss in efficiency from misspecifying covariates in proportional hazards regression models. *Biometrika*, **75**, 156-160 (1988).

67) Lagakos, S. W. Effects of mismodelling and mismeasuring explanatory variables on tests of association with a response variable. *Stat. Med.*, **7**, 257-274 (1988).

68) Lagakos, S. W. and Schoenfeld D. A. Properties of proportional-hazards score tests under misspecified regression models 1. *Biometrics*, **40**, 1037-1048 (1984).

69) Lawless, J. F. *Statistical Models and Methods for Lifetime Data*. Wiley, New York (1982).

70) Lebreton, J. D. The future of population dynamic studies using marked individuals : A statistician's perspective. *J. Apple. Stat.*, **22**, 1009-1030 (1995).

71) Li, H., Han, D., Hou, Y., Chen, H. and Chen, Z. Statistical inference methods for two crossing survival curves: A comparison of methods. *PLoS ONE*, **10** (1), e0116774 (2015).

72) Link, C. L. Confidence intervals for the survival function using Cox's proportional hazard model with covariates. *Biometrics*, **40**, 601-610 (1984).

73) Liu, X. and Liang, K. Adjustment for non-differential misclassification error in the generalized linear model. *Stat. Med.*, **10**, 1191-211 (1991).

74) Logan, B. R., Klein, J. P. and Zhang, M. Comparing treatments in the presence of crossing survival curves: an application to bone marrow transplantation. *Biometrics*, **64** (3), 733-740 (2008).

75) Mantel, N. Evaluation of survival data and two new rank order statistics arising in its consideration. *Cancer Chemotherapy Reports*, **50**, 163-170 (1966).

76) Mantel, N. and Haenszel, W. Statistical aspects of the analysis of data from retrospective studies of disease. *J. Natl. Cancer Inst.*, **22**, 719-748 (1959).

77) Mantel, N. and Stablein, D. M. The crossing hazard function problem, *The Statistician*, **37**, 59-64 (1988).

78) Marubini, E. and Valsecchi, M. G. *Analyzing Survival Data from Clinical Trials and Observational Studies*, Wiley, New York (1996).

79) Matthews, D. E. Multiple linear regression. *Encyclopedia of Biostatistics*, **4**, Armitage, P. and Colton, T. (eds.), Wiley, New York, 2780-2789 (1998).

80) Meinart, C. L. Clinical trials, overview. *Encyclopedia of Biostatistics*, **1**, Armitage, P. and Colton, T. (eds.), Wiley, New York, 698-713 (1998).

81) Moolgavkar, S. H. and Venzon, D. Two-event models for carcinogenesis: Curves for childhood and adult tumors. *Mathematical Biosciences*, **47**, 55-77 (1979).

82) Murphy, S. A. and Van derVaart, A. W. On profile likelihood (with discussion). *J. Am. Stat. Assoc.*, **95**, 449-485 (2000).

83) Nakamura, T. BMDP program for piecewise linear regression. *Computer Methods and Programs in Biomedicine*, **23**, 53-55 (1986).

84) Nakamura, T. Corrected score function of errors-in-variables models : Methodology and applications to generalized linear models. *Biometrika*, **77**, 127-37 (1990).

85) Nakamura, T. and Hoel, D. G. Comparing cancer risks between radiation and dioxin exposure based on two-stage model. *Environmetrics*, **14**, 203-211 (2003).

86) Nakamura, T. and Hoel, D. G. Conditional likelihood for the two-stage clonal expansion model. submitted.

87) Nakamura, T. Proportional hazards model with covariates subject to measurement error. *Biometrics*, **48**, 829-38 (1992).

88) Nakamura, T. and Akazawa, K. Computer program for the proportional hazards measurement error model. *Computer Methods and Programs in Biomedicine*, **45**, 203-212 (1994).

89) Nakamura, T. and Akazawa, K. Corrected likelihood for proportional hazards measurement error model and its application. *Environmental Health Perspectives*, **102** (Suppl. 8), 21-24 (1994).

90) Nakamura, T., Akazawa, K., Kinukawa, N. and Nose, Y. Piecewise linear Cox model for estimating relative risks adjusting for the heterogeneity of the sample. *Statistics for the Environment*, **4**, Barnet, V., Stein, A. and Turlma, K. F. (eds), Wiley, New York, 281-289 (1999).

91) Neuhaus, J. M. Misspecification. *Encyclopedia of Biostatistics*, **4**, Armitage, P. and Colton, T. (eds.), Wiley, New York, 2654-2657 (1998).

92) Oakes, D. Survival Times : Aspects of partial likelihood (with discussion). *International Statistical Review*, **49**, 235-264 (1981).

93) Nakamura, T. Proportional hazards model with covariates subject to measurement error. *Biometrics*, **48**, 829-38 (1992).

94) Portier, C. J., Sherman, C. D. and Kopp-Schneider, A. Multistage, stochastic models of the cancer process: A general theory for calculating tumor incidence. *Stochastic Environmental Research and Risk Assessment*, **14**, 173-179 (1994).

95) Portier, C. and Masri, H. EI. Statistical research needs in mechanistic modeling for

carcinogenic risk assessment. *Statistical Methods for Medical Research*, **6**, 305-315 (1997).

96) Prentice, R. L and Marek, P. A qualitative discrepancy between censored data rank tests. *Biometrics*, **35**, 861-867 (1979).

97) Qiu, P. and Sheng, J. A two-stage procedure for comparing hazard rate functions. *J. R. Stat. Soc. Ser. B*, **70**(1), 191-208 (2008).

98) Razzaghi, M. Lehman alternattives. *Encyclopedia of Biostatistics*, **3**, Armitage, P. and Colton, T. (eds.), Wiley, New York, 2221-2223 (1998).

99) Sather, H. N. The use of prognostic factors in clinical trials. *Cancer*, **58**, 461-467 (1986).

100) Schumacher, M., Olshewski, M. and Schmoor, C. The impact of heterogeneity on the comparison of survival times. *Stat. Med.*, **6**, 773-784 (1987).

101) Senn, S. J. *Statistical Issues in Drug Development*, Wiley, New York (1997).

102) Senn, S. J. Covariate imbalance and random allocation in clinical trials. *Stat. Med.*, **8**, 467-475 (1989).

103) Sherman, C. D. and Portier, C. Multistage carcinogenesis models. *Encyclopedia of Biostatistics*, **4**, 2808-2814, Wiley, NewYork (1998).

104) Simon, R. Use of regression models：Statistical aspects. *Cancer Clinical Trials-Methods and Practice*, Buyse, M. E., Staquet, M. J. and Sylvester, R. J. (eds.), Oxford University Press, Oxford, 444-466 (1984).

105) Stefanski, L. A. Unbiased estimation of a nonlinear function of a normal mean with application to measurement-error models. *Commun. Stat. Theory Methods*, **18**, 4335-4358 (1989).

106) Stefanski, L. A. and Carroll, R. J. Score tests in generalized linear measurement error models. *J. Roy. Stat. Soc. B*, **52**, 345-359 (1990).

107) Struthers, C. A. and Kalbfleisch, J. D. Misspecified proportional hazards models. *Biometrika*, **73**, 363-369 (1986).

108) Tarone, R. E. Tests for trend in life table analysis. *Biometrika*, **62**, 679-682 (1975).

109) Tessier, G. S., Lam, C. F., Nakamura, T. and Hoel, D. G. Two-stage models applied to gamma and neutron exposed mice. *Eur. J. Oncol.*, **6**, 297-301 (2001).

110) Thomas, D. Relative risk modelling. *Encyclopedia of Biostatistics*, **5**, Armitage, P. and Colton, T. (eds.), Wiley, New York, 3763-3771 (1998).

111) Tsiatis, A. A. A large sample study of Cox's regression model. *Ann. Stat.*, **9**, 93-108 (1981).

112) Zhan, M. J. Grouped survival times. *Encyclopedia of Biostatistics*, **2**, Armitage, P. and Colton, T. (eds.), Wiley, New York, 1785-1789 (1998).

113) Zhong, X. P., Weil, B. C. and Fung, W. K. Influence analysis for linear measurement error models. *Annals Inst. Stat. Math.*, **52**, 367-379 (2000).

114) 井口潔，特定研究 1 研究報告書．がん集学的治療研究財団（1992）.

115) 佐藤俊太朗，木下惠，中村剛．動的推定アルゴリズムを用いた Two-stage 発がんモデルによるリスク推定．長崎医学会雑誌，**89**，1-7（2014）.

116) 中村剛，赤澤宏平，絹川直子，野瀬善明．症例の不均一性と統計的検定力．癌臨床・生物統計研誌**18**，9-13（1998）.

索　引

A

adjusted KM curve　44
AIC　71
at risk　12, 145
attenuation　76, 84

B

backward 法　45
balanced　27
baseline hazard　37
BC 法　158
Berkson 型誤差　83
biased estimation　76
Borrmann 分類　51

C

calibration　91
cause-specific hazard　109
cause-specific sub-density function　110
cause-specific sub-survivor function　110
censor　2
censored sample　11
chronological time　3
classical 測定誤差　83
competing risk　37, 109
conservative　107
corrected estimate　86
corrected log likelihood　86
corrected observed information　86
corrected score　86
counting process　160
covariate　7, 33

Cox-Snell 残差　162
cumulative hazard　6
Cure-Death ハザード plot　148
Cure-Death ハザード比　120
CZ 法　158

D

degraded power　76
de Morgan の公式　145
de Morgan の法則　149

E

effective dose　83
elapsed time　3
endpoint　7

F

failure　2
Fine-Gray モデル　140
first-order correction　86
forward 法　45
F-to-enter　45
F-to-remove　45
full likelihood　94

G

Greenwoods の公式　12
grouped failure time　104

H

hazard　2
heterogeneous　79
homogeneous　21, 79

索　　引

I

independent censoring　8
inflated size　76
interaction　49

J

JANUS プログラム　133

K

k 標本ログランク検定　29
Kaplan-Meier 法　11

L

Lehmann 対立仮説　39
log-linear model　38
log-log プロット　59
log relative hazard　38

M

Mantel-Cox 検定　30
marginal likelihood　97
MS 法　152

N

naive 対数尤度　85
Newton-Raphson 法　42
non-informative censoring　8

O

omnibus 検定　31

P

pair　107
partial likelihood　37
Peto-Prentice 法　20
post-t_0 検定　153
predictable process　161
prognostic factor　7, 37
prognostic index　79
proportional hazards　18

Q

QS 法　152

R

random censoring　8
rank　39
relative risk　37
reliability ratio　84
reverse effect　89
risk factor　7
risk set　41

S

SARS　113
stepwise 法　45
stratification　21
structural model　83
surrogate variable　48
survival curve　11
survival function　4

T

tie　98
TSCE モデル　122, 138
type-1 censoring　8
type-2 censoring　8

U

unidentifiable　85

W

Wald 検定　34
Weibull 分布　5, 77

あ　行

アットリスク　41

1 次修正　86
1 次修正推定値　100
イニシエーター　129
インターバルセンサードデータ　96

後ろ向き法　45

営業戦略　118
エンドポイント　7

オムニバス　31, 63
重み付きログランク検定　150
オリジナル尤度　126
折れ線回帰式　116
折れ線回帰法　116
折れ線ハザードモデル　66

か　行

外部型　44
拡張ログランク検定　106
確率過程　161
加算過程　161
加速故障時間モデル　76
可予測過程　161
カレンダー時間　3
癌細胞　122
観察情報量　42
観察対象　12

危険因子　7
期待死亡数　162
期待値過程　161
逆転効果　89
95% CI　155
95％信頼限界曲線　155
競合関係　162
競合リスク　45
競合リスク関係　160
競合リスク要因　37, 108
共変量　7, 33
　　――の欠落　78
局所環境変数型　48
均一　21, 79
近似尤度式　107
均等　27

グループ化　104

経過時間　3
傾向性の検定　31
結合尤度　99
検出力　21, 79, 90
減衰　84
減衰効果　76
原線量モデル　136

交互作用効果　49
軟正　91
構造モデル　83
交絡因子　75, 88
誤差過程　161
故障　2
古典的測定誤差　83
コンプライアンス　55

さ　行

最尤推定値　43
サンドイッチ　86

死因タイプ　141
死因別ハザード　109
死因別部分密度関数　110
時間依存型　44
時間依存型共変量　47
時間依存型変数　48
時間変数　63
指数分布　5, 77, 162
実質増殖率　124
死滅率　122
修正観察情報量　86
修正推定値　86
修正スコアー　86
修正対数尤度　86
周辺尤度　97
順位　39
準フルモデル　130
準変異率モデル　130
条件付き尤度　126, 127
情報量関数　42
情報量基準　71
信頼性関数　84

索　引　　　*183*

スコアー関数　42
スコアー検定　34
ステージ分類　51
ステップワイズ法　45

正常細胞　122
生存時間解析　158
生存時間確率変数　4
生存時間関数　4
生存率関数　1, 160
生存率曲線　11
生物学的効果比　135
遷移率　124
線形ランク統計量　40
センサー　2
センサー標本　11
全突然変異率　126
全尤度　94
線量効果モデル　129

増殖率　122
増殖率効果　148
増殖率モデル　130
相対危険度　37
層内標本数　80
層内不均一　80
層内レンジ　80
層別　59
層別比例ハザードモデル　61
層別ログランク検定　11, 21, 80
測定誤差　75, 83
測定誤差共分散分析モデル　84
粗推定値　85
粗対数尤度　85

た　行

タイ　98
大域環境変数型　48
第 1 変異率　122
ダイオキシン　135
対数線形性　38, 59, 66
対数線形モデル　128
対数線量モデル　135

対数相対ハザード　38
対数相対リスク　87
対数累積ハザード　136
第 2 変異率　122
タイプ 1 センサー　8
タイプ 2 センサー　8
代理変数　48
多重比較　56
単純折れ線関数　68

致死率　119, 141
治癒　160
中央値　155, 159
中間解析　55
中間細胞　122
治癒対死亡ハザード比　114
致癒率　120
調整 KM 曲線　44

対　107

定数型　44

同定不能　85
動的初期値探索法　130
独立センサー　8
独立変数　7

な　行

内部型　44

2 次関数ハザードモデル　82
2 次交互効果変数　51
2 段階増殖モデル　122

ノンパラメトリック　40
ノンパラメトリック最大尤度　105

は　行

背景因子　37
排反事象　145
ハザード　2, 5, 58
ハザード関数形　81

発癌モデル　148
発生率　112
発生率関数　141

非線形ハザードモデル　72
必要 sample size　52
比例ハザード性　18, 58
比例ハザードモデル　37, 137

フィードバック型　48
不均一性　53, 79
部分生存時間関数　109
部分分布関数　141
部分密度関数　141
部分尤度　37, 40
フルモデル　130
プロファイル尤度　121
プロモーター　129
分散過程　161
分散行列　42
分布関数　5

平均生存時間　1
ベースラインハザード　37
変異率効果　148
変累率モデル　130

保守的　107

ま　行

前向き法　45
マーティンゲール残差　162

未知要因　75

無作為センサー　8
無情報センサー　8
無用の層別　80

目的変数　7
モデル選択　44
モデル不適合　75

や　行

尤度比検定　34

予後因子　7, 37

ら　行

ランク統計量　97

離散ハザード　6, 96
リスクセット　41
量反応効果実験型　48

累積 Cure-Death ハザード plot　161
累積死亡率関数　112
累積退院率　116
累積転院率　116
累積ハザード　6, 38, 95, 161
累積ハザード図　113
累積発生率　160
累積発生率関数　141
累積量　48

連続時間モデル　102

ログランク検定　11, 16
ログ累積ハザードプロット　59
ロジスティックモデル　77, 101

著者略歴

中村 剛
なかむら つよし

1947年　熊本県に生まれる
1971年　早稲田大学大学院理工学研究科修了
　　　　長崎大学医学部助教授
　　　　同環境科学部教授
　　　　同生産科学研究科教授
　　　　中央大学大学院理工学研究科客員教授を経て
現　在　長崎大学名誉教授
　　　　理学博士・医学博士

医学統計学シリーズ3
新版 Cox 比例ハザードモデル
定価はカバーに表示

2001年 3 月20日　初版第 1 刷
2013年12月20日　　　第 8 刷
2018年10月25日　新版第 1 刷

著　者　中　村　　　剛

発行者　朝　倉　誠　造

発行所　株式会社　朝　倉　書　店

東京都新宿区新小川町6-29
郵便番号　　162-8707
電　話　03(3260)0141
FAX　03(3260)0180
http://www.asakura.co.jp

〈検印省略〉

ⓒ 2018 〈無断複写・転載を禁ず〉　　　　　　　新日本印刷・渡辺製本

ISBN 978-4-254-12884-0　C 3341　　　　Printed in Japan

JCOPY <(社)出版者著作権管理機構 委託出版物>

本書の無断複写は著作権法上での例外を除き禁じられています．複写される場合は，
そのつど事前に，(社)出版者著作権管理機構（電話 03-3513-6969，FAX 03-3513-
6979，e-mail: info@jcopy.or.jp）の許諾を得てください．

医学統計学研究センター 丹後俊郎著
医学統計学シリーズ1

新版 統計学のセンス
—デザインする視点・データを見る目—

12882-6 C3341　　　　　A5判 176頁 本体3200円

好評の旧版に加筆・アップデート。データを見る目を磨き，センスある研究の遂行を目指す〔内容〕randomness／統計学的推測の意味／研究デザイン／統計解析以前のデータを見る目／平均値の比較／頻度の比較／イベント発生迄の時間の比較

医学統計学研究センター 丹後俊郎著
医学統計学シリーズ2

統 計 モ デ ル 入 門

12752-2 C3341　　　　　A5判 256頁 本体4000円

統計モデルの基礎につき，具体的事例を通して解説。〔内容〕トピックスI〜IV／Bootstrap／モデルの比較／測定誤差のある線形モデル／一般化線形モデル／ノンパラメトリック回帰モデル／ベイズ推測／Marcov Chain Monte Carlo法／他

医学統計学研究センター 丹後俊郎著
医学統計学シリーズ4

新版 メタ・アナリシス入門
—エビデンスの統合をめざす統計手法—

12760-7 C3371　　　　　A5判 280頁 本体4600円

好評の旧版に大幅加筆。〔内容〕歴史と関連分野／基礎／手法／Heterogeneity／Publication bias／診断検査とROC曲線／外国臨床データの外挿／多変量メタ・アナリシス／ネットワーク・メタ・アナリシス／統計理論

医学統計学研究センター 丹後俊郎著
医学統計学シリーズ5

新版 無 作 為 化 比 較 試 験
—デザインと統計解析—

12881-9 C3341　　　　　A5判 264頁 本体4500円

好評の旧版に加筆・改訂。〔内容〕原理／無作為割り付け／目標症例数／群内・群間変動に係わるデザイン／経時的繰り返し測定／臨床的同等性・非劣性／グループ逐次デザイン／複数のエンドポイント／ブリッジング試験／欠測データ

元阪大 上坂浩之著
医学統計学シリーズ6

医薬開発 のための 臨床試験の計画と解析

12756-0 C3341　　　　　A5判 276頁 本体4800円

医薬品の開発の実際から倫理，法規制，ガイドラインまで包括的に解説。〔内容〕試験計画／無作為化対照試験／解析計画と結果の報告／用量反応関係／臨床薬理試験／臨床用量の試験デザイン用量反応試験／無作為化並行試験／非劣性試験／他

丹後俊郎・横山徹爾・髙橋邦彦著
医学統計学シリーズ7

空 間 疫 学 へ の 招 待
—疾病地図と疾病集積性を中心として—

12757-7 C3341　　　　　A5判 240頁 本体4500円

「場所」の分類変数によって疾病頻度を明らかにし，当該疾病の原因を追及する手法を詳細にまとめた書。〔内容〕疫学研究の基礎／代表的な保健指標／疾病地図／疾病集積性／疾病集積性の検定／症候サーベイランス／統計ソフトウェア／付録

医学統計学研究センター 丹後俊郎・Taeko Becque著
医学統計学シリーズ8

統 計 解 析 の 英 語 表 現
—学会発表，論文作成へ向けて—

12758-4 C3341　　　　　A5判 200頁 本体3400円

発表・投稿に必要な統計解析に関連した英語表現の事例を，専門学術雑誌に掲載された代表的な論文から選び，その表現を真似ることから説き起こす。適切な評価を得られるためには，の視点で簡潔に適宜引用しながら解説を施したものである。

医学統計学研究センター 丹後俊郎・Taeko Becque著
医学統計学シリーズ9

ベイジアン統計解析の実際
—WinBUGSを利用して—

12759-1 C3341　　　　　A5判 276頁 本体4800円

生物統計学，医学統計学の領域を対象とし，多くの事例とともにベイジアンのアプローチの実際を紹介。豊富な応用例では，例→コード化→解説→結果という統一した構成〔内容〕ベイジアン推測／マルコフ連鎖モンテカルロ法／WinBUGS／他

医学統計学研究センター 丹後俊郎著
医学統計学シリーズ10

経時的繰り返し測定デザイン
—治療効果を評価する混合効果モデルとその周辺—

12880-2 C3341　　　　　A5判 260頁 本体4500円

治療への反応の個人差に関する統計モデルを習得すると共に，治療効果の評価にあたっての重要性を理解するための書〔内容〕動物実験データの解析分散分析モデル／混合効果モデルの基礎／臨床試験への混合効果モデル／潜在クラスモデル／他

元東大 古川俊之監修
医学統計学研究センター 丹後俊郎著
統計ライブラリー

医 学 へ の 統 計 学 （第3版）

12832-1 C3341　　　　　A5判 304頁 本体5000円

医学系全般の，より広範な領域で統計学的なアプローチの重要性を説く定評ある教科書。〔内容〕医学データの整理／平均値に関する推測／相関係数と回帰直線に関する推測／比率と分割表に関する推論／実験計画法／標本の大きさの決め方／他

上記価格（税別）は 2018 年 9 月現在